DIE
EGO-DIÄT

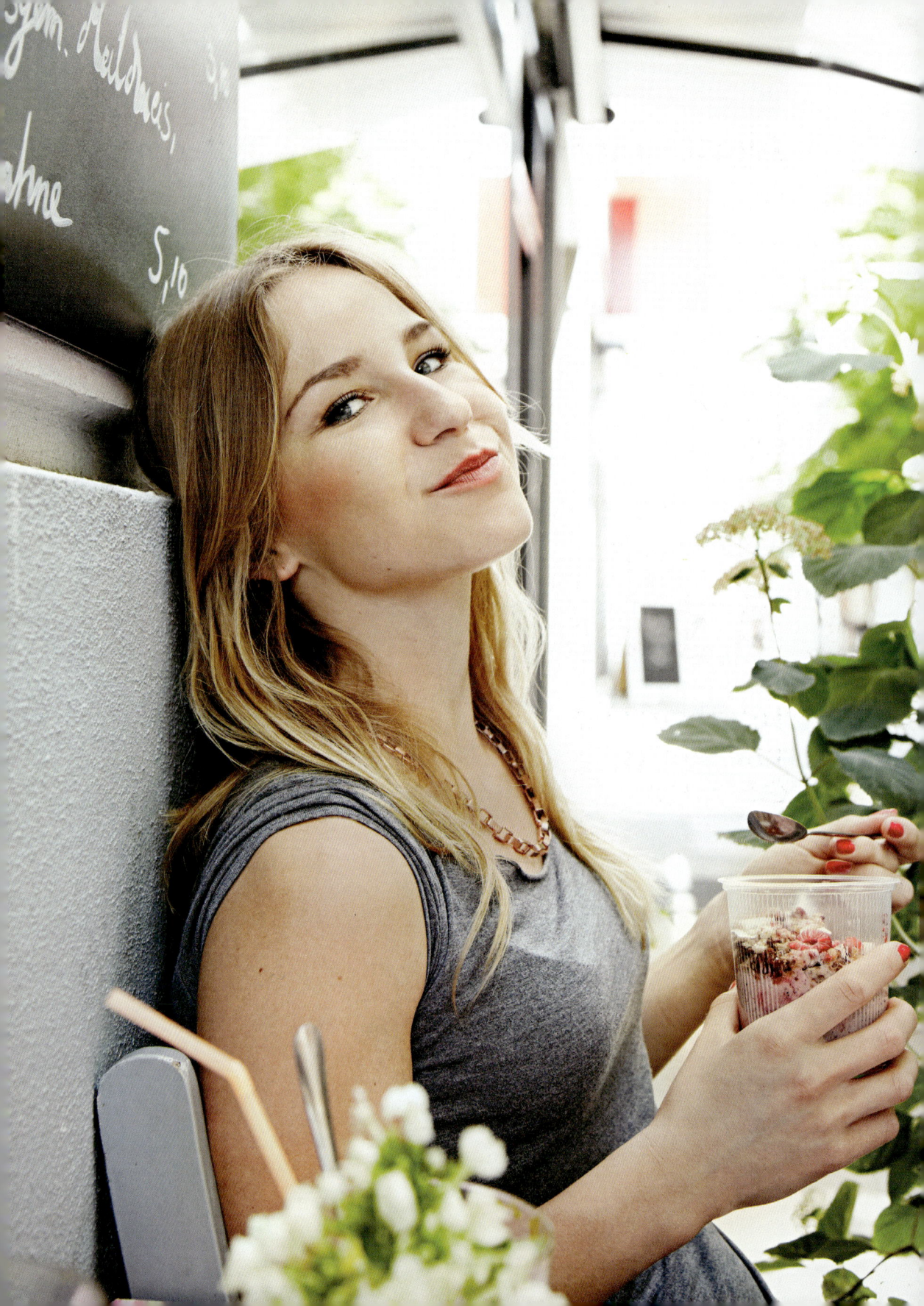

Aljoscha Lor

DIE
EGO-DIÄT

Gelassen abnehmen
und zum Wunsch-
gewicht finden

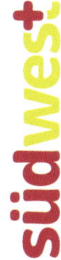

Inhalt

Die Methode 6

Audio-Downloads

Dieses Symbol weist Sie darauf hin, dass es zu dieser Textpassage eine Audio-Datei zum Download gibt. Sie müssen den enthaltenen QR-Code einfach mit Ihrem Smartphone oder Tablet-Computer scannen (Barcode-Scanprogramm vorausgesetzt) und werden automatisch mit der entsprechenden Seite im Internet verbunden.

Inhaltsverzeichnis

Der Weg zum Wunschgewicht führt über die
Entdeckung der inneren Leichtigkeit. Die
EGO-Diät führt Sie Schritt für Schritt dorthin.

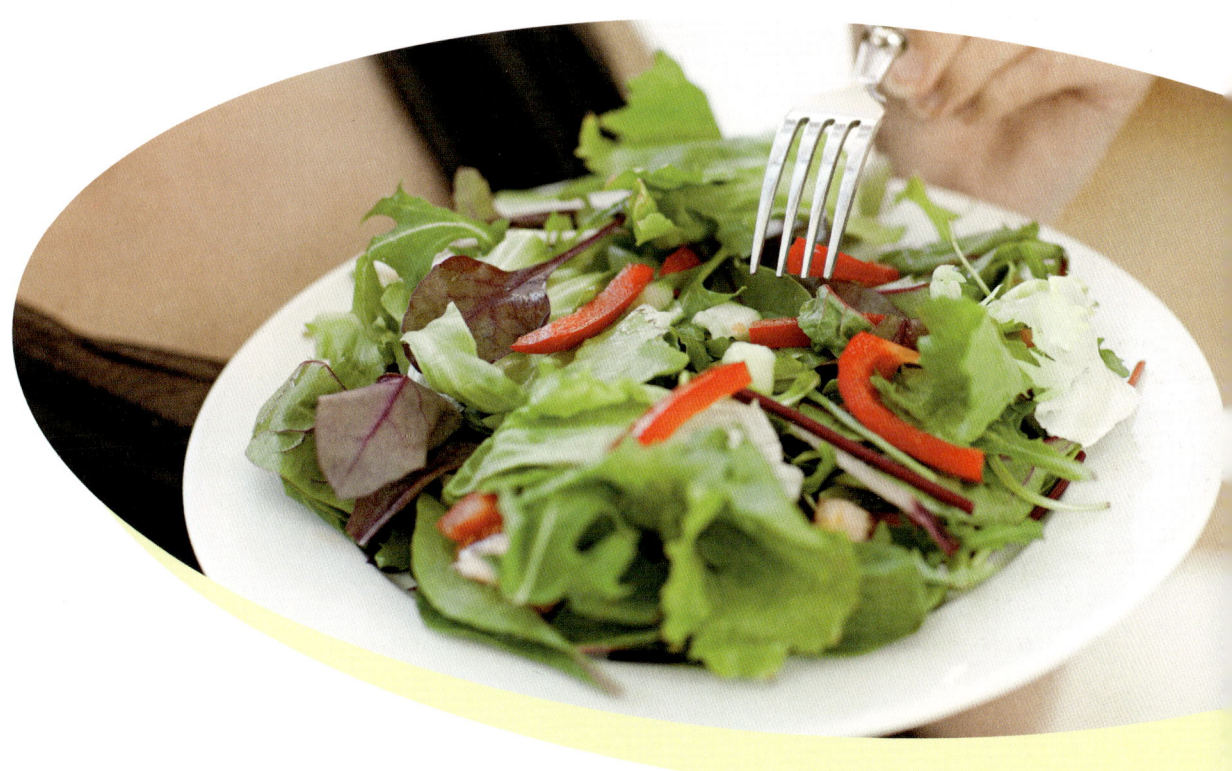

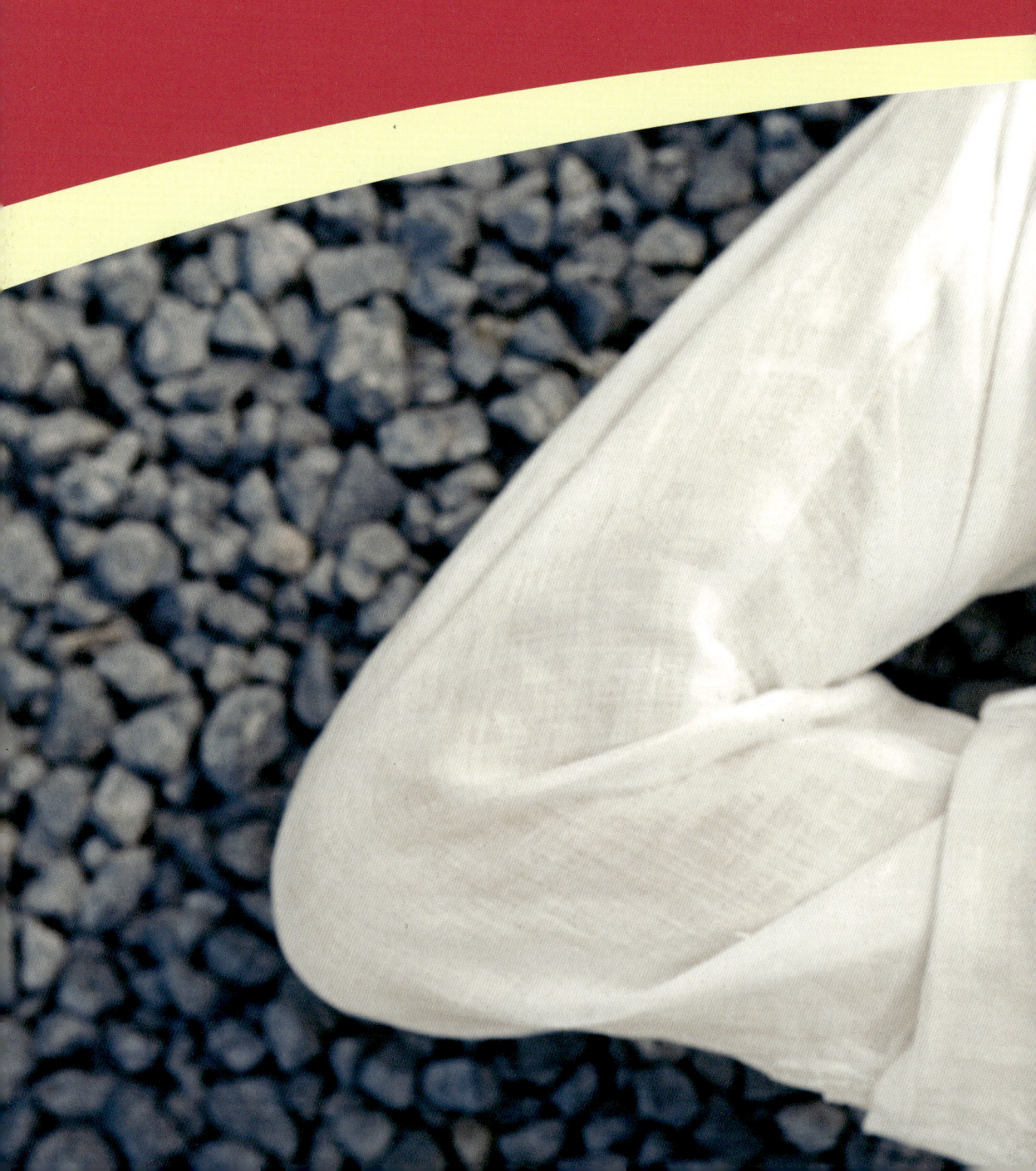

Die Methode

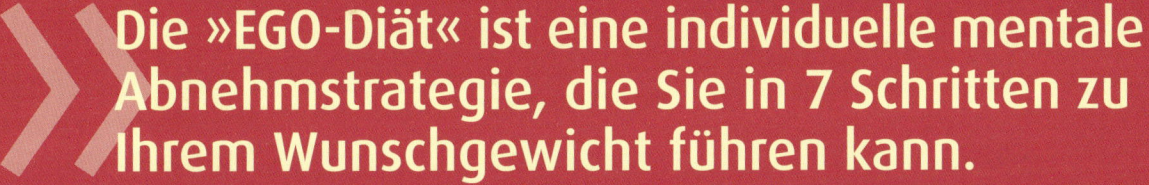

» Die »EGO-Diät« ist eine individuelle mentale Abnehmstrategie, die Sie in 7 Schritten zu Ihrem Wunschgewicht führen kann.

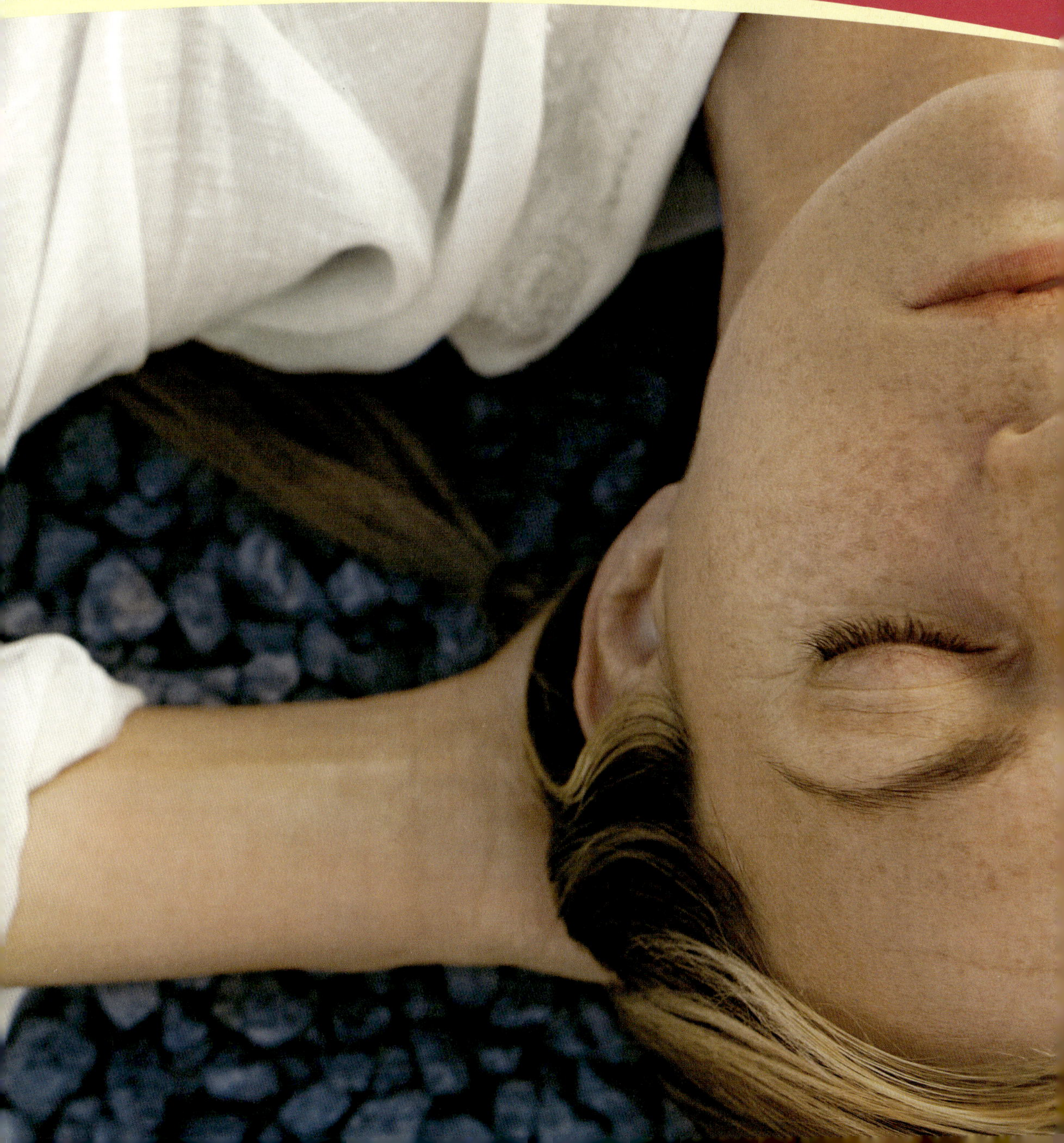

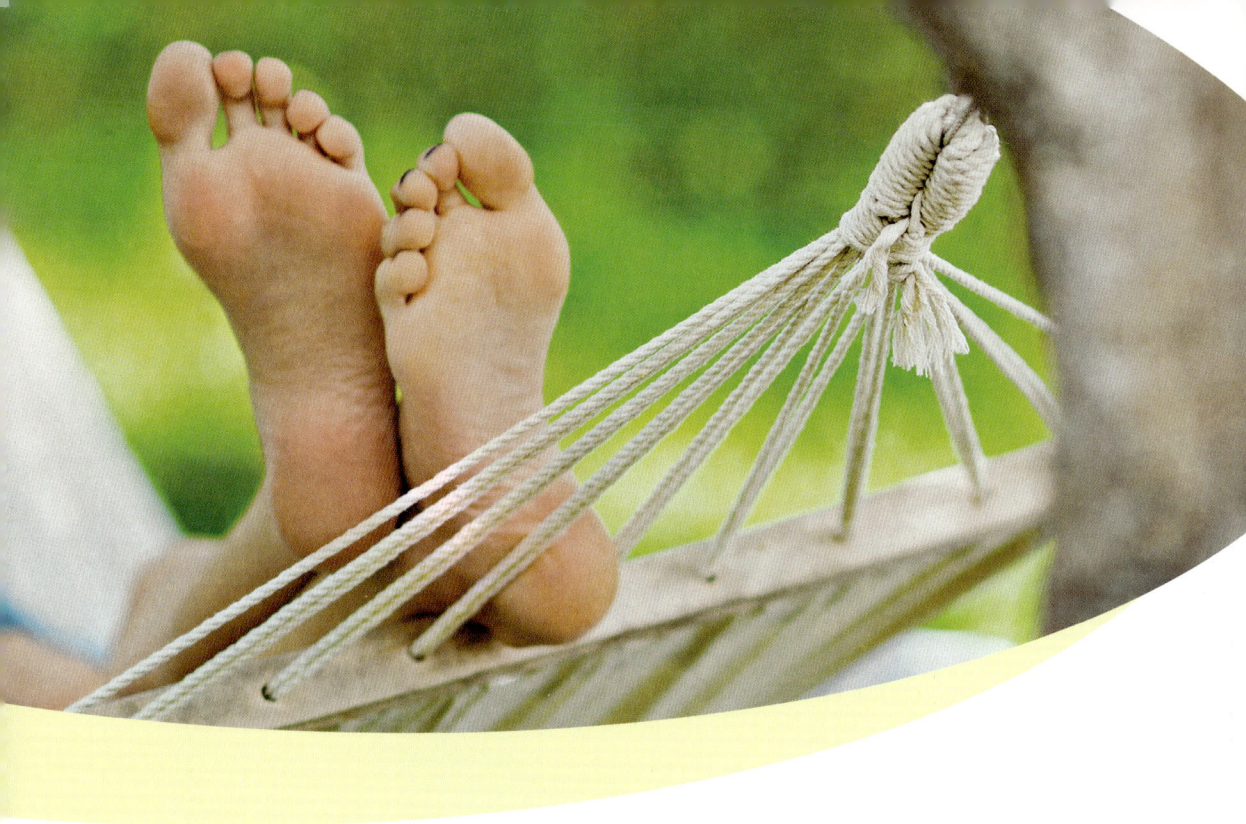

Die EGO-Diät

Ihre Entscheidung, Ihr Weg, Ihr Wunschgewicht

Es braucht keine hellseherischen Fähigkeiten, um zu wissen, dass Sie dieses Buch lesen, weil Sie abnehmen wollen. Vielleicht hat der Titel Sie neugierig gemacht: die »EGO-Diät«. Aber wurden wir nicht schon als Kinder ermahnt, wie wichtig es ist, mehr an andere und weniger an sich selbst zu denken? Wir sollten nicht so *ego*istisch sein …

Tatsächlich ist Egoismus im Sinne von Selbstsucht keine schöne Eigenschaft. Doch die EGO-Diät hat auch gar nichts mit Selbstsucht zu tun, sondern vielmehr mit Selbstliebe und dem Respekt vor den eigenen Bedürfnissen. Es geht hier um Dinge, die wirklich nur Sie ganz allein etwas

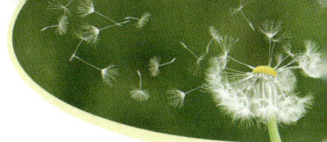

angehen: Ihr Wohlbefinden, Ihren Körper, Ihre Wünsche und Ihr Gewicht. Die »EGO-Diät« ist eine mentale Abnehmstrategie, die aus sieben Schritten besteht. Jeder dieser Schritte hilft Ihnen, Ihren ganz individuellen, eigenen Weg zum Wunschgewicht zu finden. Denn ganz gleich, ob Sie unter hohem Übergewicht leiden oder nur ein paar Pfunde loswerden wollen, – letztlich zählt nicht das, was Ernährungsexperten, Ihr Arzt, Ihre Freundinnen oder Ihr Partner zu wissen glauben, sondern nur das, was Sie selbst denken und fühlen. Die EGO-Diät hilft Ihnen, ein starkes Ich aufzubauen und ganz zu sich selbst zu finden. Und genau das ist die Voraussetzung dafür, dass Sie Ihr inneres und äußeres Gleichgewicht wiedererlangen und auf entspannte Art und Weise abnehmen können.

Bei der EGO-Diät geht es nicht nur darum, ein paar Kilos zu verlieren. Dass Sie Gewicht verlieren, ist selbstverständlich. Es geht aber um noch viel wichtigere Dinge.

Zum Beispiel darum,

- zu lernen, die Dinge gelassener zu sehen. Mit dem richtigen Selbstwertgefühl ist das nicht so schwer.
- mehr auf sich selbst zu vertrauen. Sie selbst wissen« schließlich besser als jeder Experte, was Sie brauchen.
- sich selbst ernster zu nehmen, mehr in sich selbst hinein zu spüren und seine Körperintelligenz zu entwickeln.
- einen gesunden Egoismus zu entwickeln, indem Sie sich Ihrer Bedürfnisse aber auch Ihrer Möglichkeiten bewusst werden.
- sich von schädlichen Urteilen, Selbstvorwürfen und schlechtem Gewissen zu befreien und gelassener mit sich selbst umzugehen.
- den Mut zu entwickeln, sich Ziele zu setzen, die Ihren eigenen Bedürfnissen entsprechen, und Ihren ganz individuellen Weg zu diesen Ihren Zielen zu entdecken.
- sich mehr Zeit für sich selbst zu nehmen.

> **Die EGO-Diät hilft Ihnen, ein starkes Ich aufzubauen und ganz zu sich selbst zu finden. Und genau dieser Selbstfindungsprozess ist die Voraussetzung dafür, dass Sie Ihr inneres und äußeres Gleichgewicht wiedererlangen und in der Folge dann auf entspannte Art und Weise abnehmen können.**

Mit der EGO-Diät nehmen Sie körperlich ab und gleichzeitig auch seelisch zu! So werden Sie sich ganzheitlich wohlfühlen.

Abnehmen ist leichter, als Sie denken

Im Folgenden werden Sie sieben einfache Schritte kennenlernen, die Ihnen dabei helfen, Ihr Wunschgewicht mühelos zu erreichen. »Mühelos« heißt natürlich nicht, dass Sie gar nichts tun, die Hände in den Schoß legen und nur darauf warten müssen, dass sich der Erfolg allein durch das Lesen von selbst einstellt.

Sie müssen eine Entscheidung treffen. Sie müssen bereit sein, Stress weitgehend aus Ihrem Leben zu verbannen und alte Muster zu durchbrechen. Und Sie sollten auch offen dafür sein, einen Weg zu beschreiten, an dessen Ende Sie nicht nur leichter, sondern auch gelassener sein werden. Doch mit »Mühe« im Sinne von Selbstquälerei, eiserner Disziplin oder zusammengebissenen Zähnen hat das Ganze überhaupt nichts zu tun. Tatsächlich sind wir davon überzeugt, dass Sie Ihr Ziel *nie* durch Anspannung, sondern nur entspannt erreichen!

Aber funktioniert das überhaupt? Kann Abnehmen wirklich leicht sein? Zigtausende von

Abnehmen ist nicht so sehr eine Frage der Kalorien als vielmehr der inneren Einstellung; wenn diese stimmt, werden Sie sich ganz automatisch gesünder ernähren.

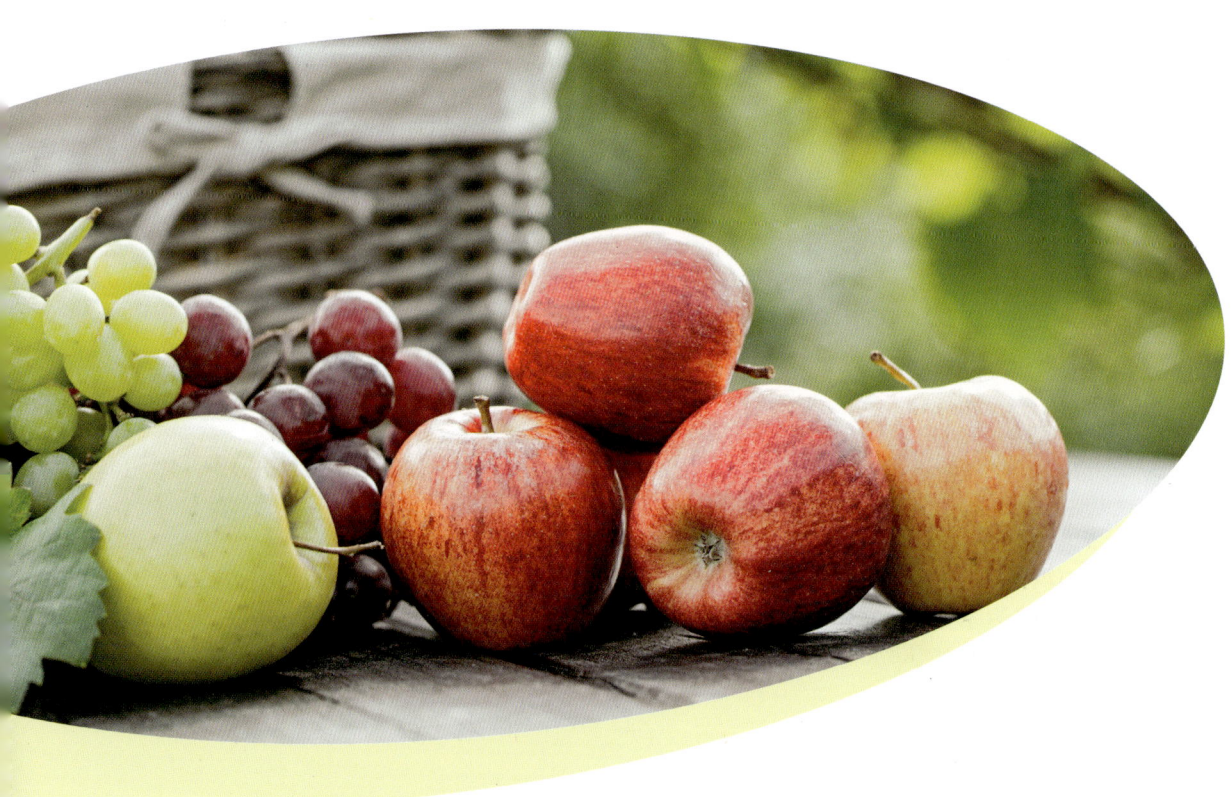

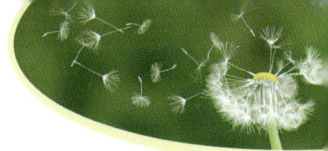

Menschen, die seit Jahren immer wieder versuchten abzunehmen, die schon Dutzende von Diäten ausprobiert haben und immer wieder daran gescheitert sind, werden das nur schwer glauben können. Abnehmen verbinden sie mit Mühe und Quälerei.

Und das soll nun hier alles ganz anders sein? Mit der EGO-Diät wird es ganz leicht sein, abzunehmen? Ja – es ist tatsächlich sehr leicht, aber nicht in dem Sinne, wie es viele Diäten versprechen. Langfristig werden Sie nämlich weder im Schlaf abnehmen, noch dadurch, dass Sie sich schlank klopfen oder beim Essen abwechselnd auf Kohlenhydrate oder Fette verzichten: Kaum eine Diät hält, was sie verspricht. Das sollte uns ja eigentlich auch schon der gesunde Menschenverstand sagen – aber aus Verzweiflung fallen viele von uns immer wieder auf die lächerlichsten Versprechungen herein.

Wir werden Ihnen jedenfalls nicht versprechen, dass Sie nur ein paar Diätregeln lernen oder Kalorien zählen müssten, um abzunehmen. Und das müssen Sie übrigens auch gar nicht, denn um abzunehmen, sollten Sie sich eigentlich nur ganz am Rande mit Essen beschäftigen. Unser Ansatz ist anders als der von Diäten. Wir sind überzeugt davon, dass allein die inneren, im Unterbewusstsein verankerten Einstellungen, Gefühle und Verhaltensmuster, dafür verantwortlich sind, dass Sie nicht das Gewicht und die Figur haben, die Sie gerne haben wollen. Und diese Einstellungen, Gefühle und Verhaltensmuster wollen wir verändern – und zwar so, dass es Ihnen leichtfällt, abzunehmen.

> **Wir sind überzeugt davon, dass der Schlüssel zu Ihrem Wunschgewicht allein in Ihrem Unterbewusstsein liegt. Ausschließlich die dort verankerten Einstellungen, Gefühle und Verhaltensmuster sind für Ihr Gewicht verantwortlich. Daher wollen wir diese verändern – und zwar so, dass es Ihnen leichtfällt, abzunehmen.**

Nur Sie zählen, nicht die Kalorien

Es wird in diesem Buch also nicht um Kalorien, glykämische Indizes, Nährwerttabellen oder Ernährungstheorien gehen, sondern nur um Sie – um den Menschen, der Sie wirklich sind. Wenn man es genau nimmt, ist die EGO-Diät also gar keine Diät. Es ist vielmehr eine Methode, die Ihnen dabei helfen wird, effektiv, gesund und schnell abzunehmen, indem Sie zu sich selbst finden.

Klingt das etwas paradox? Keine Sorge: Sie werden schon sehr bald sehen, wie wir das meinen. Fürs Erste ist nur eines wichtig: Wenn Sie dauerhaft abnehmen wollen, dann spielen nicht die Kalorien die Hauptrolle, sondern einzig und allein Sie selbst und Ihre tiefsten Bedürfnisse. Mit anderen Worten: Um wirklich, dauerhaft und im Einklang mit sich selbst Gewicht zu verlieren, müssen Sie an die Ursachen heran.

Ist das leicht? Das kommt darauf an: Wenn Sie jemand sind, der eigentlich am liebsten alles genauso lassen möchte, wie es ist, außer der Zahl, die die Waage zeigt – dann wird es schwer. Doch wenn Sie Interesse daran haben, sich einmal intensiv mit sich selbst zu beschäftigen, wird es tatsächlich leicht. Viel leichter, als jede herkömmliche Diätmethode. Dann wird es für Sie nicht nur leicht, durch dieses Buch zu gehen und dabei abzunehmen, sondern es wird Ihnen sogar Spaß machen. Sie unternehmen eine Reise, die Ihnen interessante Erkenntnisse über sich selbst bieten wird, und auf dieser Reise werden Sie innerlich an Kraft gewinnen, während Sie äußerlich an Gewicht verlieren.

Wenn Sie dauerhaft abnehmen wollen, dann spielen nicht die Kalorien die Hauptrolle, sondern einzig und allein Sie selbst und Ihre tiefsten Bedürfnisse. Wenn Sie wirklich Interesse daran haben, sich einmal intensiv mit sich selbst zu beschäftigen, wird das Abnehmen leicht. Viel leichter, als mit jeder herkömmlichen Diätmethode.

Die Botschaft der EGO-Diät lautet daher auch nicht »Denk an Dein Übergewicht«, sondern »Denk an Dich! Finde Deinen eigenen Weg! Kümmere Dich nicht dauernd um dein äußeres Gewicht, sondern auch einmal um Dich selbst und Dein inneres Gleichgewicht.« Alles andere – vor allem aber auch das Körpergewicht – wird sich dann ganz automatisch einpendeln.

In diesem Buch finden Sie viele kleine Übungen und Experimente. Wir empfehlen Ihnen, spielerisch an die Sache heranzugehen. Sicher: Spiele können auch mal anstrengend werden, doch der Spaß steht beim Spielen natürlich immer im Vordergrund. Spielen ist niemals schwer, weil es einfach Spaß macht.

Sind Sie bereit, die Reise, die Sie an die wahren Ursachen Ihrer Gewichtsprobleme führen wird, anzutreten? Dann versprechen wir Ihnen, dass es erstaunlich leicht für Sie sein wird, Ihr Wunschgewicht zu erreichen! Wir wünschen Ihnen eine spannende Reise in ein neues, leichteres, selbstbewusstes Leben.

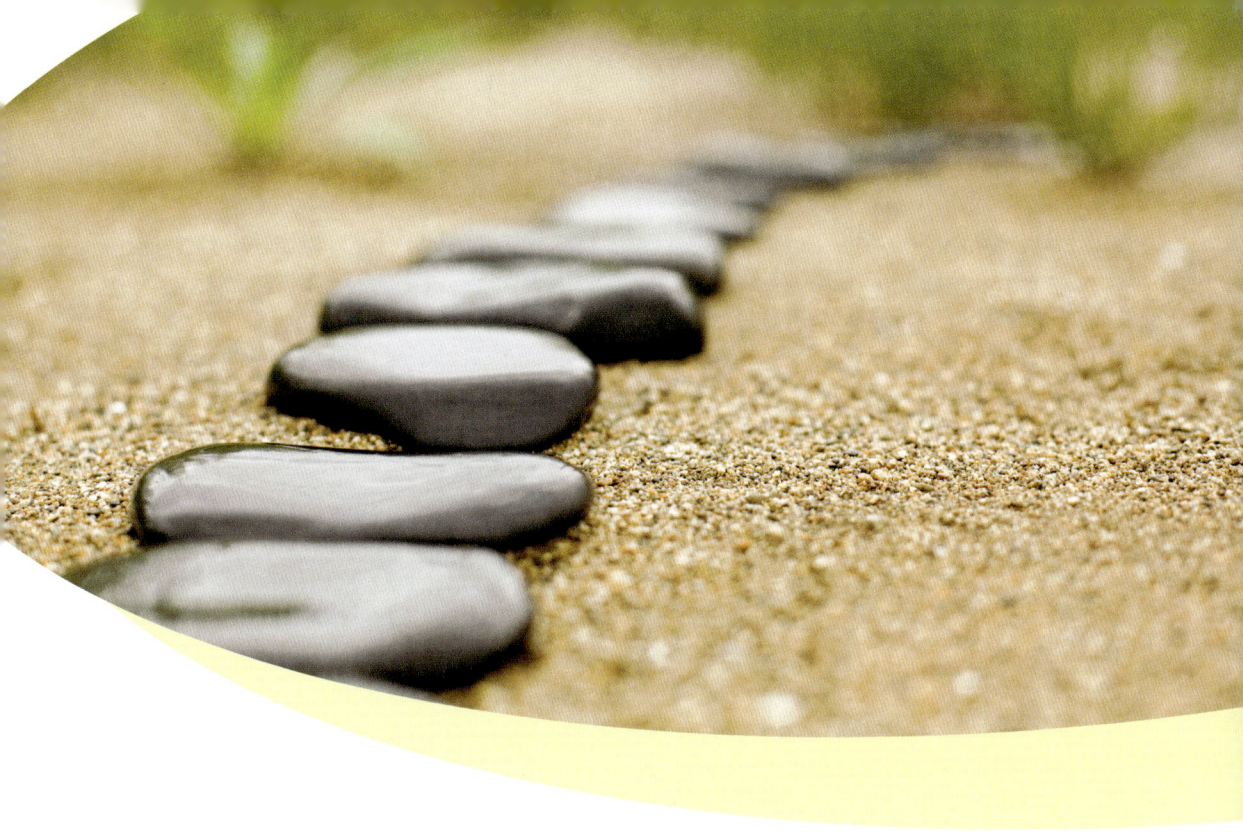

Der Fahrplan
durch dieses Buch

Sie machen sich jetzt mit uns auf den Weg. Wenn es schwierig wird, werden wir Ihnen zur Seite stehen. Doch keine Sorge: An keiner Stelle wird es wirklich schwierig. Und selbst *wenn* Sie es wider Erwarten schwieriger finden, als wir glauben – Sie können das, was Ihnen schwerfällt, immer verschieben und erst einmal mit dem nächsten Schritt weitermachen.

Der Weg zu Ihrem Wunschgewicht hat sieben Stationen:

1. Zuerst wird es darum gehen, Stress abzubauen. Wenn Sie abnehmen wollen, setzen Sie sich ganz automatisch unter Druck. Wir werden etwas gegen diesen Druck tun. Aber viel wichtiger ist, dass Übergewicht eigentlich immer mit Stress zu tun hat. Wenn Sie abnehmen wollen, ist es daher ganz wichtig, sich erst einmal von Stress zu befreien.

2. Dann werden wir an Ihrem Selbstvertrauen arbeiten. Wenn Ihr »Ich« zu schwach ist, werden Sie nicht genug Vertrauen zu sich selbst haben. Sie werden nicht daran glauben, dass es Ihnen gelingt, Ihr Wunschgewicht zu erreichen. Und dadurch legen Sie sich selbst Fesseln an. Diese Fesseln wollen wir lösen und ein für alle Mal wegwerfen.

3. Vielleicht wundert es Sie, dass wir uns erst jetzt genauer mit Ihrem Ziel befassen. Sie werden sehen, warum. Und Sie werden staunen, wie viele Dinge es gibt, die Sie bisher noch gar nicht über Ihr Ziel wussten!

4. Nun sehen wir uns an, was Ihrem Ziel noch im Weg steht. Wir betrachten Ihre Strategien: Was genau tun Sie, um *nicht* abzunehmen? Und wenn wir das herausgefunden haben, entwickeln wir gemeinsam neue Strategien.

5. Übergewicht und der Wunsch, abzunehmen, scheinen manchmal äußerliche und oberflächliche Dinge zu sein. In Wirklichkeit spielen jedoch immer auch das Innere, die Seele und Ihr Ego eine große Rolle. Damit beschäftigen wir uns in diesem Abschnitt, in dem es ans »Eingemachte« geht. Sie werden sich dabei mit sich selbst und Ihren wahren Bedürfnissen befassen. Vielleicht finden Sie das von all den Dingen, die wir Ihnen anbieten, am schwierigsten – aber keine Sorge: Es geht hier nicht um Psychoanalyse; wir werden es Ihnen auch dabei möglichst leichtmachen. Und wir können Ihnen versprechen, dass nichts so sehr beim Abnehmen hilft, wie der entspannte Blick ins eigene Selbst! Sie werden staunen, was alles in Ihnen steckt.

Sieben Schritte zum Wunschgewicht

1. Stress loswerden
2. Selbstvertrauen gewinnen
3. Das Ziel ganz klarmachen
4. Ess-Strategien verändern
5. Ins Innere gehen
6. Rückschläge wegstecken
7. Schlank durch Achtsamkeit

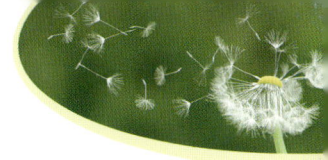

6. Und dann wird es wieder ganz leicht. Damit Sie nicht in Panik geraten, wenn es scheinbare »Rückschläge« gibt, zeigen wir Ihnen, wie Sie damit am besten umgehen.

7. Und zum Schluss: Sie haben ein gutes Ziel, eine gute Motivation, Selbstvertrauen, und vielleicht haben sich auch schon ein paar innere Knoten gelöst. Ihnen steht nichts mehr im Weg. Jetzt wollen wir Ihnen nur noch ein paar einfache »Tricks« zeigen, wie Sie mit mehr Achtsamkeit ganz leicht leichter werden – und wie Sie sich ohne jede Qual und in vollkommener Übereinstimmung mit sich selbst Ihrem Wunschgewicht nähern.

Der Weg, den wir Ihnen zeigen werden, unterscheidet sich radikal von allen Diäten und Methoden zum Abnehmen, die Sie bisher probiert haben. Vielleicht erscheint es Ihnen so ungewohnt, dass Sie nicht anders können, als zu denken: »Aber man muss doch auf Kalorien achten und einen Ernährungsplan oder etwas Ähnliches haben …«

Muss man nicht! Im Gegenteil: Wir meinen, dass solche Dinge Ihnen das Leben und sogar das Abnehmen nur unnötig schwer machen. Vielleicht gibt das Festhalten an Tabellen und Regeln ja ein bisschen Orientierung und hält Ihren Geist beschäftigt. Aber Sie können mit Ihren seelischen Kräften wirklich Sinnvolleres anstellen.

Und doch wollen wir Sie zu nichts drängen. Nicht einmal dazu, Diäten aufzugeben. Machen Sie ruhig Ihre Diät, wenn Sie möchten. Was wir Ihnen zeigen, ist völlig unabhängig davon. Sie können dieses Buch auch zusätzlich zu jeder beliebigen Diät nutzen. Wir sind überzeugt davon, dass Sie irgendwann selbst merken werden, dass Sie gar keine Diät brauchen, um Ihr Wunschgewicht zu erreichen. Das schaffen Sie auch ganz entspannt.

> **Der Weg, den wir Ihnen zeigen werden, unterscheidet sich radikal von allen Diäten, die Sie bisher probiert haben. Wir meinen, dass Ihnen Kalorien und Tabellen das Abnehmen nur unnötig schwer machen.**

Wir würden nun am liebsten gleich loslegen. Doch wir halten es für wichtig, dass Sie zuvor ein wenig darüber wissen, was »Achtsamkeit« und »NLP« sind. Grau wird diese Theorie nicht. Wir glauben nämlich, dass der folgende »Theorieteil« Ihnen bereits einige wichtige Einsichten bescheren wird. Aber entscheiden Sie selbst. Wenn Sie sofort mit den sieben Stufen anfangen wollen, überspringen Sie den folgenden Abschnitt und gehen Sie gleich zu Seite 44 weiter.

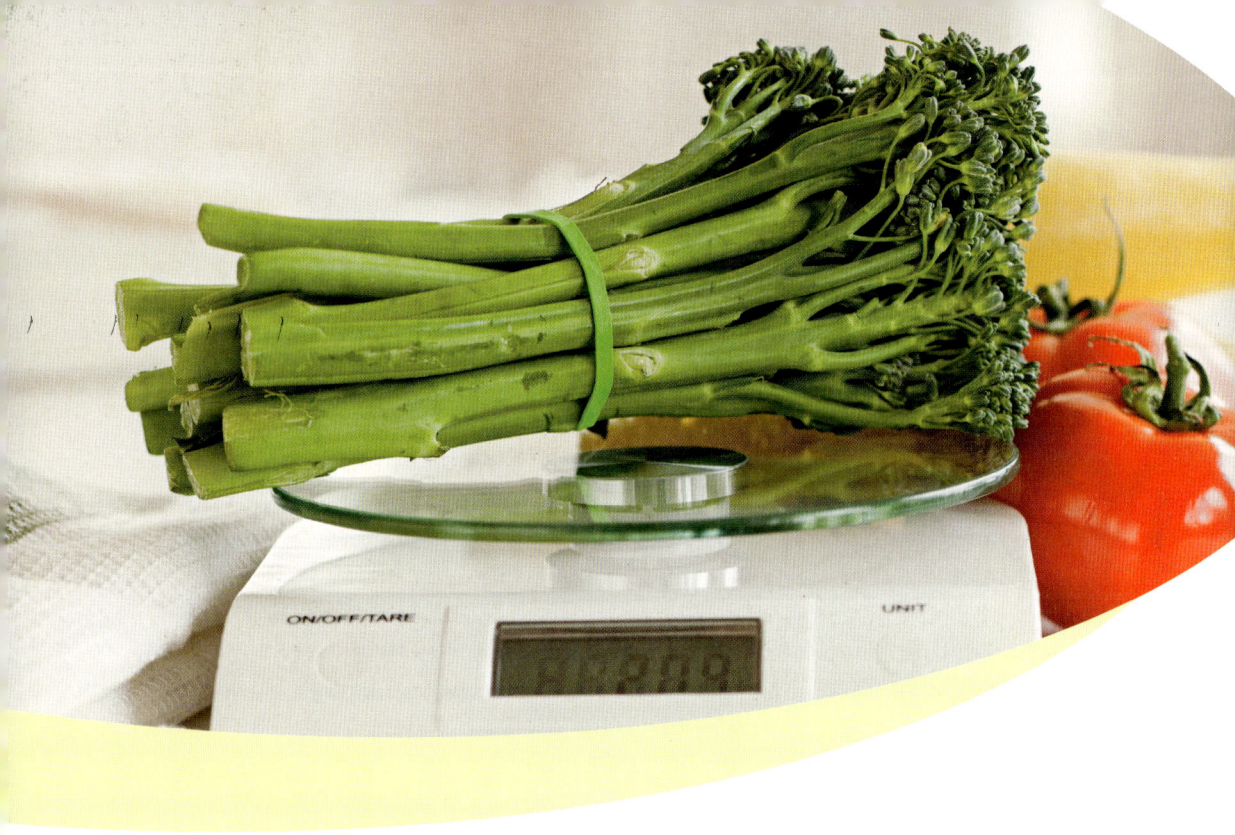

Alle Diäten
funktionieren ... nicht

Ist es nicht erstaunlich, dass es Hunderte von Diäten gibt – und dass jede davon Anhänger hat? Nun sind Menschen ja nicht einfach so von »ihrer« Diät begeistert, sondern aus einem guten Grund: weil sie damit Erfolg hatten. Sie haben damit tatsächlich abgenommen.

Das ist doch wirklich verblüffend: Immerhin sind diese Diäten ja nicht alle gleich, sondern meist ist sogar das Gegenteil der Fall: Ihre Ideen widersprechen einander.

Da gibt es die »natürlichen«, aber oft ungesunden Abnehmtricks, die aus der Verzweiflung geboren werden: FDH, Knäckebrot und sonst nichts, keine Süßigkeiten und kein Fett, sieben Tage nur Tee ... Die Idee dahinter ist klar und geradeaus: Wenn man nichts (oder viel weniger) isst, wird

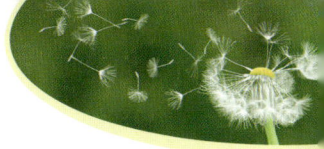

man abnehmen. Das stimmt schon. Gesund ist das aber nicht. Der Körper braucht ja Nährstoffe.

Andere Diäten sind da schon ausgeklügelter und beruhen auf bestimmten ernährungswissenschaftlichen Prinzipien: Low Fat, Low Carb, Montignac-Methode, New York-Diät … es ist unmöglich, hier alle aufzählen. Sie wissen wahrscheinlich selbst, wie unübersehbar die Diät-Literatur ist. Es gibt wirklich kaum eine Methode, die noch nicht versucht wurde: Die Popcorn-Diät, die Ananas-Diät, die Blutgruppen-Diät, die Steinzeit-Diät – und sogar eine Schokoladen-Diät gibt es.

Doch ganz gleich, um welche Diät es sich handelt: Offenbar führt jede dazu, dass man abnimmt. Und zu jeder Diät gibt es mehr oder weniger komplizierte Erklärungen und Theorien, weshalb sie funktioniert. Meist auch, warum sie das Beste seit der Erfindung des Rades ist.

Alles funktioniert?

Alle Diäten haben zunächst Erfolg! Wie kann das sein? Das klingt ja beinahe so, als ob man abnimmt, ganz gleich, was man tut! Offensichtlich ist das Unsinn: Es ist natürlich ganz und gar nicht gleich, was man tut – sonst würde man ja immer abnehmen und nie mehr zunehmen.

Wenn man darüber ein Weilchen nachdenkt, könnte man auf zwei Ideen kommen:

1. Jeder Mensch ist eben anders – und deshalb funktioniert jede Diät. Zwar nicht jede Diät bei jedem Menschen, aber jede doch bei einigen.

2. Es gibt viele Wege zum Glück. Warum sollte es dann nicht auch viele Wege zum Abnehmen geben?

Wir sind überzeugt davon, dass jeder Mensch mit jeder Diät abnehmen kann, wenn er nur ihre Prinzipien genau befolgt. – Doch den strengen Diätregeln immer gerecht zu werden, das gelingt kaum jemandem auf Dauer.

Wir glauben, dass beide Gedanken zutreffen. Wir glauben aber auch, dass sie nicht den Kern der Sache treffen. Unsere Theorie dazu ist anders. Wir sind überzeugt davon, dass Sie tatsächlich mit jeder Diät abnehmen können. Jeder Mensch kann mit jeder Diät abnehmen, wenn er ihre Prinzipien nur genau befolgt. Doch jetzt kommt der Knackpunkt: Kaum jemandem gelingt es auf Dauer, diesen Regeln immer gerecht zu werden.

Dass »viele Wege nach Rom führen« kommt häufig vor: Wenn Sie beispielsweise Ihren Geist trainieren wollen, können Sie knifflige Rechenaufgaben lösen, Gedichte auswendig lernen oder viel lesen. Das sind ganz unterschiedliche Dinge. Aber sie haben gemeinsam, dass sie alle das Gehirn beanspruchen. Wenn nun jemand behauptete, nur wenn man jeden Abend ganz bestimmte, fest vorgeschriebene Kopfrechenaufgaben macht, könnte man sich geistig fit halten – dann würden Sie das sofort als Unsinn durchschauen. Natürlich können alle möglichen Methoden dabei helfen, das Gehirn fit zu halten. Die verschiedenen Methoden sind aber nicht das Wesentliche: Wichtig ist ganz einfach, dass man sich geistig regelmäßig beschäftigt.

Die wissenschaftlichen Begründungen für eine Diät verstellen den Blick auf das Wesentliche beim Abnehmen: Das Essverhalten muss sich ändern, man muss mehr auf seine Bedürfnisse hören und man muss es mit Leichtigkeit tun können.

Bei Diäten ist dieses Prinzip, dass es nicht auf die Methode, sondern auf das »Sich mit dem Thema beschäftigen« ankommt, nicht auf den ersten Blick zu sehen. Die wissenschaftlichen Begründungen für diese oder jene Diät klingen überzeugend. Und sie sind ja nicht falsch – doch sie verstellen den Blick auf das, worauf es wirklich ankommt: Das Essverhalten muss sich ändern, man muss mehr auf seinen Körper und seine Bedürfnisse hören und man muss es gerne und mit Leichtigkeit tun können – sonst fällt man ganz schnell wieder in alte Verhaltensmuster und Denkweisen zurück.

Der gemeinsame Nenner

Was ist nun der gemeinsame Nenner aller Diäten? Bei genauerem Hinsehen sind überraschenderweise alle in einer Hinsicht gleich: Sie führen dazu, dass die Menschen, die diese Ernährungsregeln befolgen, genauer darauf achten, was sie tun. Vielleicht zählen sie die Kalorien jedes Lebensmittels, bewerten alle Nahrungsmittel nach einem Punktesystem, richten sich nach astrologischen Prinzipien, nach dem glykämischen Index oder folgen den Regeln eines Diät-Papstes. Aber immer tun sie dabei vor allem eines: Sie halten ihre Aufmerksamkeit wach.

Genau das ist es, was alle Diäten verbindet. Sie bieten Möglichkeiten an, vom unbewussten Essen zu mehr Bewusstheit zu kommen. Und das wirkt!

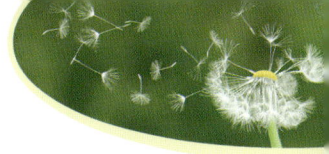

Alle Diäten funktionieren ... nicht

Wer nicht einfach dann isst, wenn er gerade Appetit hat, sondern sich Rechenschaft darüber ablegt, was er isst, wird öfter mal verzichten – deshalb automatisch weniger und wahrscheinlich auch gesünder essen. Und natürlich wird er dabei auch abnehmen. Je ausgeklügelter ein System ist, desto mehr ist das Bewusstsein damit befasst. Die Kunst einer populären Diät besteht darin, einerseits ein ausgefeiltes System anzubieten, das das Bewusstsein beschäftigt hält, andererseits aber auch verständlich und praktikabel zu sein. Und wenn dann die Regeln auch noch so gestaltet sind, dass die Ernährung ausgewogen ist und körperliche Aktivität gefordert wird – dann ist eine solche Diät sicher für viele Menschen eine Hilfe beim gesunden Abnehmen. Damit eine solche Diät jedoch auf Dauer funktioniert, muss sie mehr als nur eine Diät sein. Sie muss zu einem Lebensprinzip werden. Ein großer Teil des Lebens dreht sich dann nur noch um das richtige Essen – um Gebote und Verbote.

Die Kunst einer populären Diät besteht darin, einerseits ein ausgefeiltes System anzubieten, das das Bewusstsein beschäftigt hält, andererseits aber auch verständlich und praktikabel zu sein.

Eine dauerhafte Gewichtsabnahme erreichen Sie nicht durch Zwang, sondern nur durch die Veränderung Ihres Lebensstils. Doch diese muss von innen kommen.

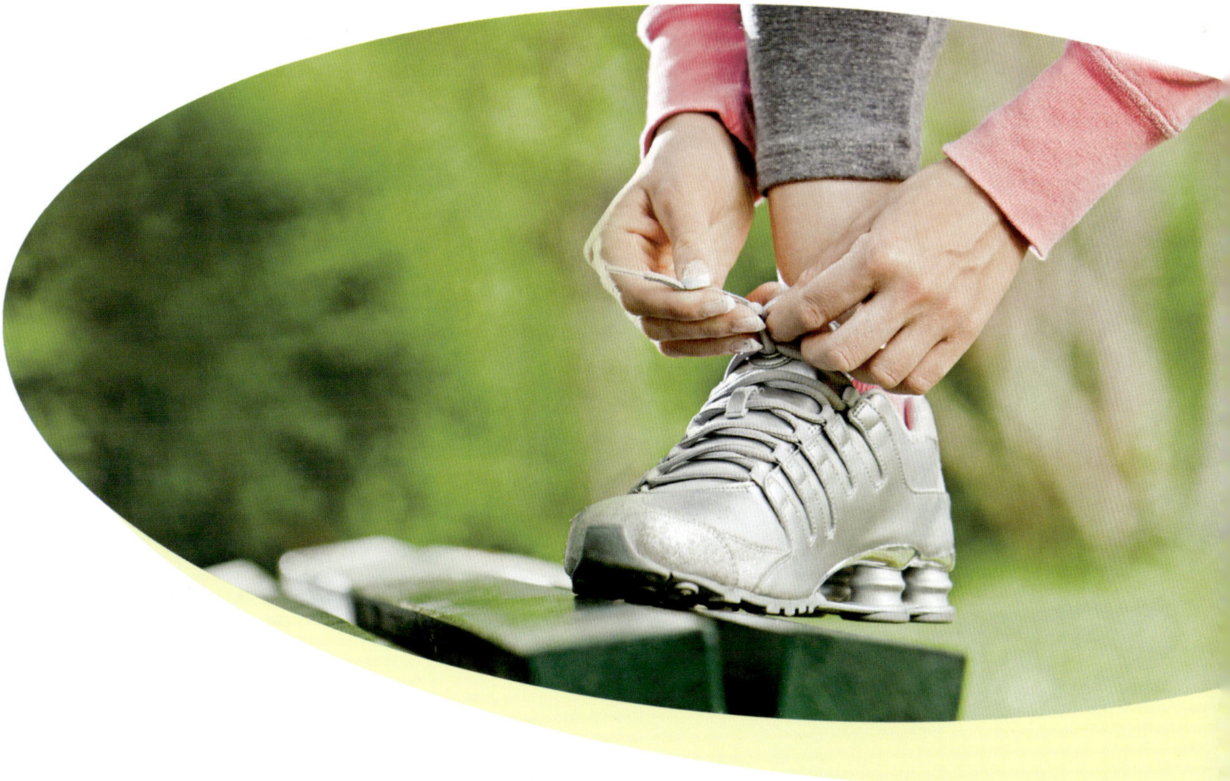

Es gibt Sinnvolleres

Es gibt noch einen zweiten gemeinsamen Nenner aller Diäten: Auf längere Sicht funktionieren sie einfach nicht. Vielleicht mag es eine Weile dauern – aber schließlich wird es den meisten Menschen doch zu dumm, ihr gesamtes Leben nur noch um die gewählten Ernährungsregeln kreisen zu lassen. Oft halten sie irgendwann nicht mehr durch, werden »rückfällig« und nehmen dann schnell wieder zu.

Über kurz oder lang wird es den meisten Menschen zu dumm, ihr Leben nur noch um die Ernährungsregeln der von ihnen gewählten Diät kreisen zu lassen. Und so werden Sie nach einer Weile, wenn die Pfunde geschwunden sind, »rückfällig«, es schleichen sich wieder die alten Gewohnheiten ein. Und mit den alten Gewohnheiten kommt das alte Gewicht wieder zurück. Das ist unvermeidlich. – Wir zeigen Ihnen im Folgenden auf, warum das so ist.

Eine Gruppe von Menschen verzweifelt dann und kommt zu dem Schluss: »Diäten bringen nichts!« Wenn sie ein besonders niedriges Selbstbewusstsein haben, denken sie vielleicht: »Die Diät ist schon gut – aber ich bin einfach zu schwach!« Andere geben nicht so schnell auf. Sie sagen sich: »O.k., diesmal hat es nicht geklappt. Jetzt fange ich noch einmal an.« Oder: »*Diese* Diät hat für mich nicht funktioniert – also probiere ich eben die nächste aus!«

Soweit wir das sehen, gibt es drei Möglichkeiten, wie Diäten ausgehen können: Frustration, Jo-Jo-Effekt oder Diät-Sucht.

Keine dieser drei Alternativen halten wir für sinnvoll. Und da Sie dieses Buch lesen, geht es Ihnen vermutlich genauso.

Wahrscheinlich haben Sie selbst auch schon die eine oder andere Diät hinter sich. Sie haben erst einmal abgenommen, waren ganz begeistert und haben sich über Ihre Erfolge gefreut. Doch dann kam die Ernüchterung. Irgendwann war Ihnen die Quälerei zu viel. Eine Zeitlang mag es ja ganz in Ordnung sein, sich nach Tabellen zu ernähren oder ein bestimmtes Nahrungsmittel zu bevorzugen. Nach einer Weile, wenn die Pfunde geschwunden sind, schleichen sich aber schnell wieder die alten Gewohnheiten ein. Und mit den alten Gewohnheiten kommt das alte Gewicht wieder zurück. Das ist unvermeidlich.

Warum das so ist, werden Sie bald genau verstehen.

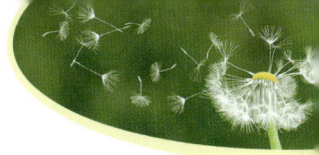

Und was ist die Alternative?

Vielleicht ist Ihnen inzwischen klar geworden, was das eigentliche Problem bei Diäten ist: Natürlich nimmt man mit Diäten ab – aber nicht aufgrund von geheimnisvollen Prinzipien, sondern einfach, weil man mehr auf das achtet, was und wie man isst.

Das ist im Grunde eine gute Sache. Allerdings ist bei Diäten die Aufmerksamkeit immer auf genau das gerichtet, was man *nicht* will – also darauf, was man *nicht essen* soll, wie viel man *nicht wiegen* darf oder was man *nicht einkaufen* darf. Sicher, eine Weile wäre das wohl in Ordnung. Aber ganz ehrlich: Sie können etwas Besseres mit Ihren geistigen Kapazitäten anfangen!

Statt Diätregeln bieten wir Ihnen Techniken aus dem Neurolinguistischen Programmieren zum Abnehmen an: Damit programmieren Sie Ihr Unterbewusstsein auf Erfolg, lernen, zielorientiert statt problemorientiert zu denken und zu handeln, und erfahren, wie Sie eingefahrene Essmuster und »einschränkende Glaubenssätze« in kürzester Zeit verändern können.

Damit also die Aufmerksamkeit auf etwas Positives gerichtet ist und das Abnehmen noch schneller und effektiver geht, werden wir Ihnen ein paar Techniken aus dem Neurolinguistischen Programmieren, abgekürzt NLP zeigen. Mit NLP programmieren Sie Ihr Unterbewusstsein auf Erfolg, lernen, zielorientiert statt problemorientiert zu denken und zu handeln, und erfahren, wie Sie eingefahrene Essmuster und »einschränkende Glaubenssätze« in kürzester Zeit verändern können. Also genau das, was Sie brauchen, um leicht abzunehmen!

Was können wir Ihnen als Alternative zu einer Diät vorschlagen?

Drei Dinge: Entspannung, Achtsamkeit und Selbsterkenntnis.
1. *Entspannung,* weil Stress dick macht.
2. *Achtsamkeit,* da man weniger isst, wenn man sich selbst besser spürt.
3. *Selbsterkenntnis,* weil es ja immer einen Grund hat, warum man zu viel isst.

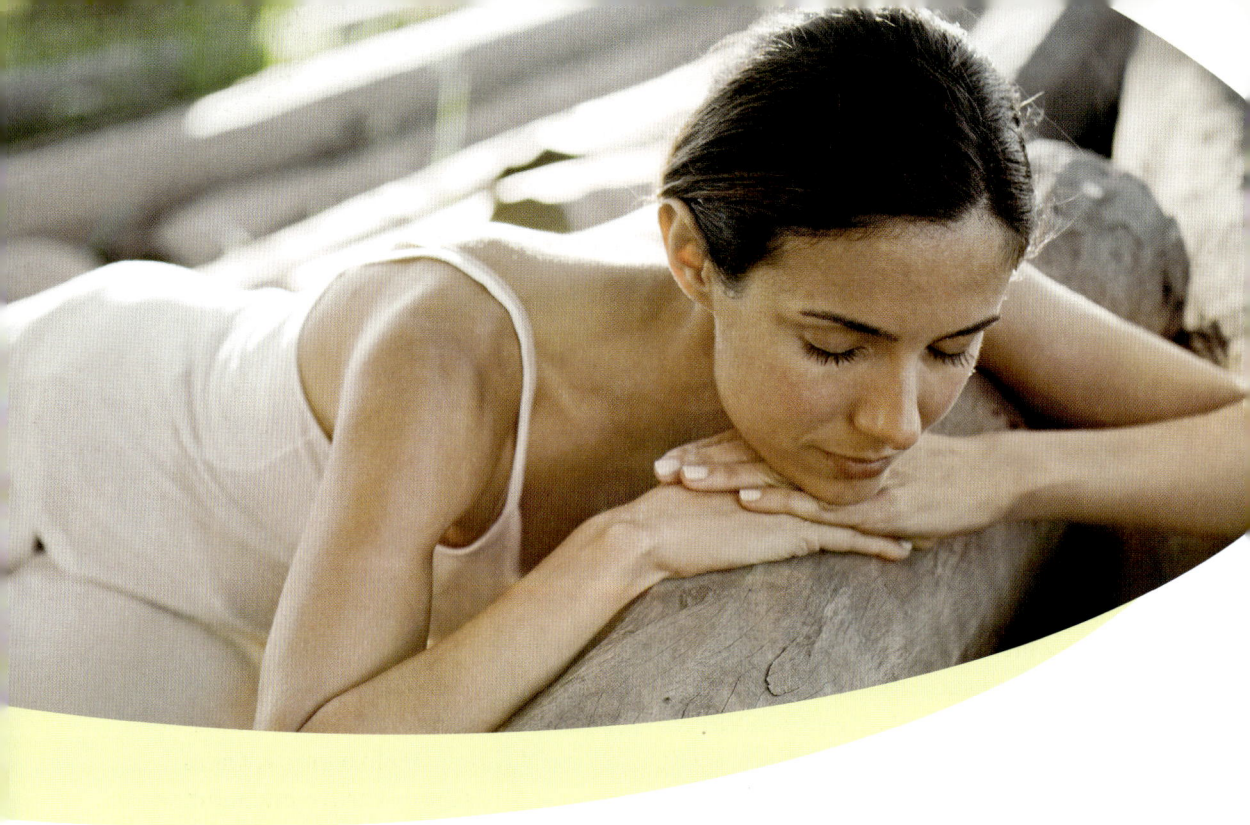

Achtsamkeit und NLP
Genau hinspüren und mit dem Unterbewusstsein sprechen

Das Allermeiste, was wir Ihnen in diesem Buch zeigen wollen, gründet auf zwei »Theorien«: Achtsamkeit und Neurolinguistischem Programmieren, kurz NLP. Ab und zu werden wir auch auf andere Methoden zurückgreifen – denn uns interessiert nicht die eine oder andere spezielle Methode, sondern wir fokussieren das Ziel: Dass Sie Ihr Wunschgewicht erreichen. – Und zwar nicht, indem Sie gegen sich selbst und Ihre Bedürfnisse ankämpfen, sondern indem Sie ein gesundes Ego aufbauen und sich selbst treu bleiben. Und genau das können Sie sowohl durch NLP als auch durch Achtsamkeit erreichen.

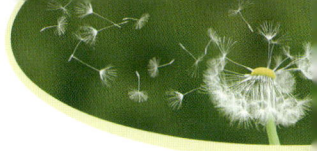

Achtsamkeit – Der Schlüssel zur Veränderung

Wir haben uns nun bereits ein paar Jahre mit dem Thema Abnehmen beschäftigt. Eigentlich kamen wir dazu wie die sprichwörtliche Jungfrau zum Kind. Und zwar begann alles, als wir uns intensiv mit der Achtsamkeit befassten.

Achtsamkeit hat zunächst einmal gar nichts mit Abnehmen zu tun. Doch wir stellten fest, dass übergewichtige Teilnehmer von MBSR-Kursen abnahmen, ganz ohne es zu beabsichtigen! Anstatt sich auf das Abnehmen, auf Diätvorschriften und die Unzufriedenheit mit dem Gewicht oder der Figur zu konzentrieren, kann man genauso seinen Körper und seine Gefühle gezielt beobachten – und das führt erstaunlicherweise zu Gewichtsverlust. Wenn man genau spürt, wie es sich anfühlt, zu viel zu essen, wenn man seinen Körper und seine Empfindungen besser wahrnimmt, dann wird man automatisch anders, weniger und gesünder essen. Das Prinzip

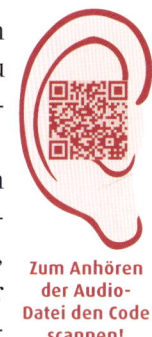

Zum Anhören der Audio-Datei den Code scannen!

Achtsamkeit

Achtsamkeit heißt, bewusst in der Gegenwart bleiben und ohne zu bewerten nur wahrzunehmen. Achtsamkeit ist gekennzeichnet durch:

- *Bewusstseinsklarheit*: Nur, wenn Sie wach und zentriert sind, können Sie achtsam sein.
- *Flexibilität:* Nur wenn Ihr Bewusstsein flexibel dem folgt, was Sie wahrnehmen, bleiben Sie achtsam.
- *Nicht-Werten:* Nur wenn Sie dem Nachdenken, den Erwartungen und Beurteilungen eine Pause gönnen, können Sie achtsam wahrnehmen.
- *Empirische Haltung:* Achtsam sein heißt, nicht darauf zu achten, was sein soll, sondern was tatsächlich ist.

Der US-amerikanische Medizinprofessor Jon Kabat-Zinn hat Achtsamkeit als Mittel, Stress zu lösen, unter dem Namen »MBSR« *(mindfulness based stress reduction)* bekannt gemacht. Die Ursprünge aller Achtsamkeitsübungen sind jedoch viel älter. Sie liegen in Formen der buddhistischen Meditation.

ist das gleiche, das in Wirklichkeit allen Diäten zugrunde liegt. Es hat aber den Vorteil, dass die Gedanken nicht nur ums Essen, ums Abnehmen oder um Regeln kreisen. Sondern um etwas viel Wertvolleres: um das eigene Körperbewusstsein.

Warum Achtsamkeit so wichtig ist

Bevor Sie etwas verändern wollen, ist es erst einmal wichtig zu wissen, wo Sie genau stehen. Der Blick auf die Waage oder in den Spiegel reicht dazu nicht aus. Sehen Sie auch nach innen. Ja – sehen Sie vor allem nach innen. Nehmen Sie Ihre innerlichen Zustände achtsam wahr. Natürlich bewerten Sie normalerweise das, was Sie wahrnehmen – das ist ja auch wichtig. Wenn Sie etwas an Ihren Einstellungen, Verhaltensweisen und natürlich an Ihrem Gewicht verändern sollen, ist es nötig, dass Sie sich klarmachen, was sich verändern sollte. Zu anderen Zeiten wollen Sie einfach entspannen und träumen, anstatt achtsam zu sein – und auch das ist wichtig. Achtsamkeit ist jedoch eine sehr wertvolle Bewusstseinshaltung, die immer dann nötig ist, wenn Sie nachspüren, was im Augenblick *ist*.

Achtsamkeit und NLP ergänzen sich: Wenn Sie sich auf den Weg machen, etwas in Ihrem Leben zu verändern, hilft Ihnen NLP, das zu erreichen, was sein soll. Und Achtsamkeit hilft Ihnen zu sehen, was momentan ist.

Achtsamkeit und NLP sind zwar nicht miteinander »verwandt«, doch sie ergänzen sich hervorragend. Wenn Sie sich auf den Weg machen, etwas in Ihrem Leben zu verändern, hilft Ihnen NLP, das zu erreichen, was sein *soll*. Und Achtsamkeit hilft Ihnen zu sehen, was momentan *ist*. Zu Beginn jeder Übung, die wir Ihnen vorstellen, sollte also eine kurze Achtsamkeitsphase stehen, in der Sie den Ist-Zustand zunächst einmal achtsam wahrnehmen.

Experiment
Beobachten Sie den Fluss Ihrer Gedanken.

Achten Sie darauf, wie die Gedanken kommen und wieder gehen. Wo entstehen sie, wo enden sie? Sehen Sie Ihren Gedanken zu, wie einem Film. Wann immer Sie merken, dass Sie den Inhalt Ihrer Gedanken festhalten oder bewerten, kehren Sie wieder zur reinen Beobachtung zurück. Indem Sie immer wieder achtsam beobachten, werden unruhige Geisteszustände ein wenig zur Ruhe kommen. Ihr Geist wird klarer.

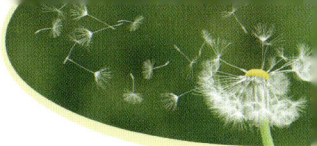

Tipp **Wenn Sie Achtsamkeit üben, lernen Sie, Situationen in einer gewissen Tiefe zu erfassen. Normalerweise fehlt in der Wahrnehmung ziemlich viel, da alles durch die Filter der Erwartungen, Wünsche, Erfahrungen und Bewertungen läuft. Indem Sie üben, diese Filter für kurze Zeit auszuschalten, wird Ihre Wahrnehmung intensiver und vielfältiger. Dazu müssen Sie sich nicht extra hinsetzen und eine Übung machen. Sie können immer achtsam sein: Beim Zähneputzen, in der Arbeit und natürlich vor allem beim Essen. Es reicht, das »Umschalten« auf Achtsamkeit zu üben. Sehen, hören, spüren Sie einfach ein paar Sekunden genau, was gerade geschieht.**

Die »Achtsamkeits-Diät«

Das Thema Achtsamkeit und die erstaunliche Wirkung von Achtsamkeitsübungen auf das Körpergewicht fanden wir so interessant, dass wir das *Institut für Achtsames Essen (IfAE)* gründeten und mehrere Bücher zu dem Thema schrieben. Die Erfahrungen unserer Leser bestätigten unsere Beobachtungen vollkommen. Achtsamkeit zu üben, ist eine effektive Art und Weise, Übergewicht loszuwerden. Achtsamkeit ist jedoch viel mehr: Achtsamkeit verringert Stress, verbessert das Körpergefühl und führt zu einem entspannteren und gleichzeitig wacheren Lebensgefühl. Die Übung der Achtsamkeit ist seit über 2000 Jahren Teil der buddhistischen Meditation – und die moderne Form der Achtsamkeitsübung unterscheidet sich davon nur darin, dass sie nichts Religiöses enthält.

Achtsamkeit zu üben, ist eine effektive Art und Weise, Übergewicht loszuwerden. Doch Achtsamkeit braucht Geduld und eine geraume Zeit der Übung. Dieses Buch ist für Menschen mit weniger Geduld.

Warum schreiben wir jetzt noch ein Buch, wenn doch Achtsamkeit eigentlich alles ist, was es braucht? Nun, wir wollen nicht verschweigen, dass es auch mit einer »Achtsamkeits-Diät« gewisse Schwierigkeiten geben kann:

- Achtsamkeit braucht Geduld und eine geraume Zeit der Übung. Manche Menschen haben aber gerade damit ihre Schwierigkeiten.
- Mit Achtsamkeit kann man nicht in kurzer Zeit abnehmen. Eine verbesserte Achtsamkeit wird zwar nachhaltig und ohne Jo-Jo-Effekt wirken – aber es geht nicht schnell.
- Achtsamkeit führt bei Übergewicht immer zu einer Normalisierung des Gewichts. Doch die Vorstellung davon, was schön ist, geht manch-

mal weit darüber hinaus. Wer kein Übergewicht hat, aber mit kleinen Speckröllchen unzufrieden ist, wird mit Achtsamkeit kein Gewicht verlieren – denn Achtsamkeit heißt ja, seinen Körper und seine Bedürfnisse gut wahrzunehmen. Untergewicht wird man damit nie erreichen können. Im Gegenteil: Bei deutlichem *Unter*gewicht wird man durch Achtsamkeit ebenfalls eine Normalisierung des Gewichts erreichen.

- Die tieferen Ursachen von Übergewicht liegen immer in der Seele. Zugespitzt: Nicht Essen macht dick, sondern innere Konflikte. Achtsamkeit hilft dabei, innere Konflikte zu erkennen und im Laufe der Zeit aufzulösen. Aber auch das dauert vielen oft viel zu lange.

Mit diesem Buch wollen wir Ihnen beim Abnehmen helfen und es Ihnen ganz besonders leicht machen – es geht um Sie, um das, was Sie sich wünschen, und darum, was Ihnen auf Ihrem Weg konkret weiterhilft. Achtsamkeit spielt dabei zwar weiterhin eine wichtige Rolle, doch im Zentrum werden effektive, besonders schnell wirksame Methoden stehen, mit denen Sie

Sie können ganz entspannt im Hier und Jetzt sein und doch Ihre Ziele im Auge behalten. Dabei bauen Sie nicht nur Stress, sondern auch überflüssige Pfunde ab.

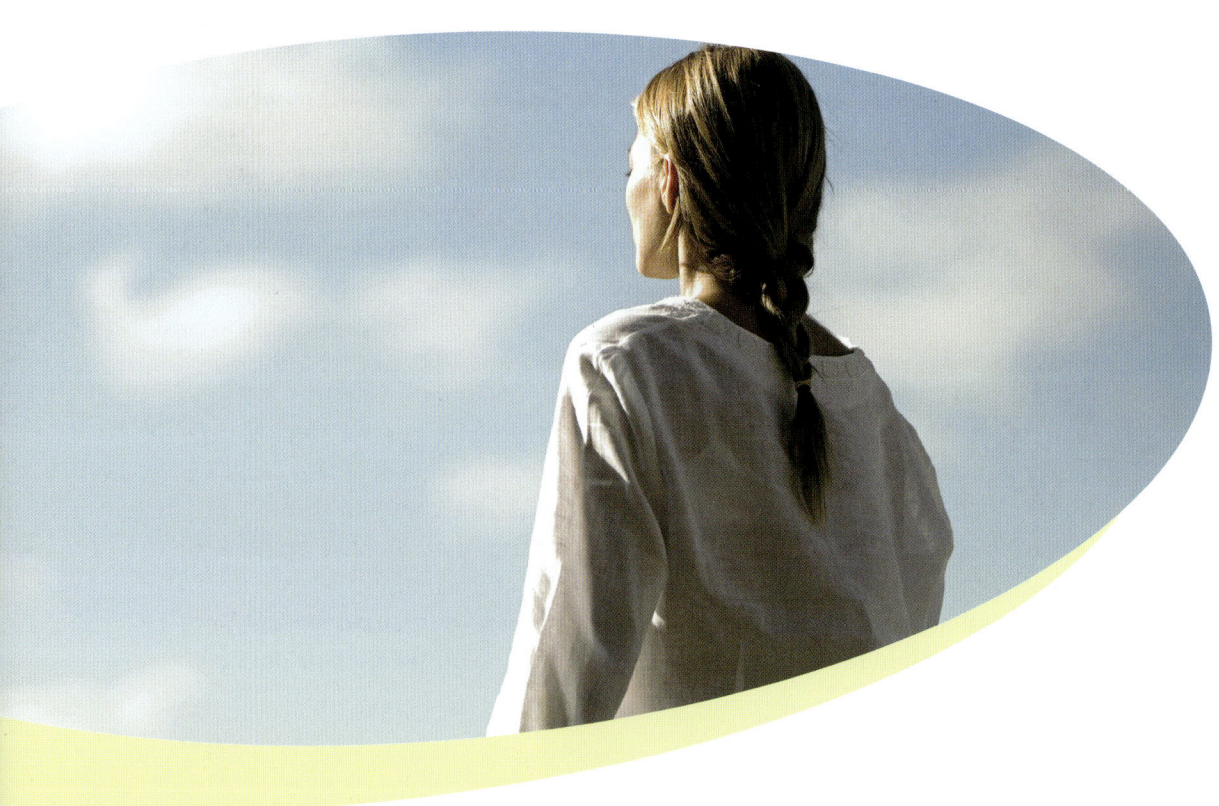

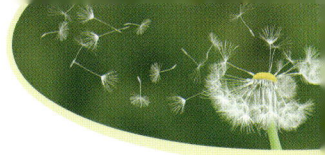

ohne ständiges Kalorienzählen und Gedanken ans Essen oder Ihr Gewicht abnehmen können.

Es wird interessant – das können wir Ihnen versprechen. Sie werden nicht nur feststellen, dass Sie ohne Stress abnehmen können, sondern Sie werden sich selbst, ganz nebenbei, auch besser kennenlernen und mehr Energie gewinnen.

Vergessen Sie also alle Diäten. Ohne sie ist Abnehmen viel leichter! Lassen Sie sich einfach ein auf eine Reise zu sich selbst.

NLP – Mit dem Unterbewusstsein sprechen

Eine der wichtigsten Methoden, auf die dieses Buch aufbaut, ist NLP. Diese Methode eignet sich besonders gut, Menschen zu helfen, ihr Potenzial zu erkennen, ihr Selbstwertgefühl zu verbessern und die Motivation zu verstärken. Deshalb werden wir Ihnen nun ein bisschen etwas darüber erzählen. Sie werden beim Lesen schon merken, dass es dabei nicht um graue Theorie geht, sondern dass es ganz konkret mit dem Problem »Übergewicht« und mit unserem Ziel »Abnehmen« zu tun hat.

NLP ist eine Methode, die Ihnen hilft, Ihr Gehirn so zu benutzen, dass Sie das erreichen, was Sie erreichen wollen – und vielleicht noch mehr. Das Kürzel NLP steht für »Neurolinguistisches Programmieren«. Es geht also um das Gehirn (»neuro«), um Sprache (»linguistisch«) und schrittweises Vorgehen (»programmieren«).

Zielorientierung

Viele Menschen haben ein ausgeprägtes Problembewusstsein. Sie denken ständig an *Probleme*, die zu überwinden sind. Vielleicht geht es Ihnen ja auch so. Das ist ganz natürlich. Sie werden dann beispielsweise denken: »Mein Gewicht ist das Problem! Wenn ich das nicht als Problem sehe, wird sich nichts ändern.« Das ist problemorientiertes Denken. Wir wollen Ihnen als sinnvollere Alternative *zielorientiertes* Denken und Handeln ans Herz legen. Der entscheidende Unterschied ist, dass beim problemorientierten

EXPERIMENT

Auf was richtet sich Ihre Aufmerksamkeit, wenn Sie auf eine Schwierigkeit stoßen? Überlegen Sie sich einmal eine solche Situation, und beobachten Sie sich dabei. Kreisen Ihre Gedanken um das Problem – und dann natürlich auch, wie Sie das Problem lösen können? Oder ist Ihr Geist vielmehr damit beschäftigt, an Ziele zu denken – an Ziele, die dazu führen, dass das Problem keines mehr ist? Und dann überlegen Sie mal: Welche Vorteile hat das problemorientierte Denken? Sie werden sehr schnell erkennen, dass es keine gibt!

Denken das Problem immer präsent ist, während es beim zielorientierten Denken nur eine Rolle als Auslöser spielt.

Das heißt, Sie erkennen Ihr Übergewicht als Problem – aber dann geht es um positive Ziele! Das wird Sie viel weiter bringen und deutlich weniger Stress verursachen.

Verhaltensflexibilität

Wenn man keine Wahl hat, wie man denkt, fühlt und sich verhält, wird es in ungewohnten Situationen schwierig. Das merken Sie vor allem dann, wenn Sie eine starke Gewohnheit haben. Beispielsweise setzen Sie sich vielleicht jeden Tag mit einem leckeren Essen vor den Fernseher. Verständlich – nach einem anstrengenden Arbeitstag wollen Sie nur noch entspannen. Das wird dann immer fester als einzige Möglichkeit zu genießen und zu entspannen in Ihrem Unterbewusstsein verankert. Haben Sie hingegen mehrere gute Möglichkeiten, Genuss mit Entspannung zu verbinden, schrumpft das Problem. NLP macht Ihr Denken, Fühlen und Handeln flexibler, so dass Sie auf Unerwartetes schneller, effizienter, stressfreier und erfolgreicher reagieren können.

Ein Problem steht oft wie eine Mauer vor uns auf unserem Weg; solange wir die Mauer als massives Hindernis sehen, können wir keine Lösung erkennen. Wenn wir diese Mauer aber genau betrachten, können wir ihre Höhe, ihre Breite, ihr Material, ihren Aufbau erkennen – und es ergeben sich Wege, das Hindernis zu überwinden. Ist die Mauer wirklich so hoch, dass wir nicht hinüberklettern können? Ist es vielleicht ganz einfach, um

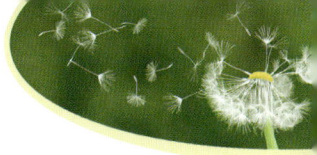

die Mauer herumzugehen, einen Tunnel unter ihr zu graben, sie mit einem Fußtritt umzustoßen oder ein Loch in sie zu hauen? Oder ist vielleicht sogar eine Tür in der Mauer, die wir nur öffnen müssen, um unseren Weg fortzusetzen?

Oder ist es vielleicht sogar möglich, dass das Problem einfach dadurch verschwindet, indem man es gar nicht als Problem definiert: Müssen wir denn überhaupt in die Richtung, in der die Mauer den Weg versperrt?

Der Weg ist das Ziel

Sie können Weg und Ziel auf ganz unterschiedliche Art und Weise betrachten. Sehen Sie sich einmal folgende Möglichkeiten an:

Die erste Variante beschreibt die übliche Sichtweise. Hier stehen Sie F(ETT), und dort ist Ihr Ziel s(chlank). Ihr Weg ist die Bewegung von »F« nach »s«.

Zwischen Ihrem Ausgangspunkt und Ihrem Ziel liegt ein Zwischenraum, der überwunden werden muss. Der Weg ist sozusagen das, was Sie von Ihrem Ziel trennt.

Die zweite Variante beschreibt dieselbe Realität, doch aus einer ganz anderen Sicht: In dem Weg, der zum Wunschgewicht führt, sind Anfang und Ende des Weges bereits enthal-

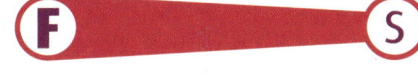

ten. Das Ziel und der Ausgangspunkt sind nur besondere Punkte auf dem Weg – der Weg *ist* das Ziel! Ihr Weg wird zu Ihrem Ziel, und Sie erfahren eine stetige Befriedigung bei dem, was Sie tun.

Negative Erfahrungen verändern

Sie denken möglicherweise immer noch, dass das graue Theorie ist? Natürlich, denn Sie haben ja noch nicht die *Erfahrung* gemacht, was es praktisch bedeutet, die Struktur der Erfahrung durch die Veränderung eines einzelnen Elementes zu verändern.

Mit der folgenden kurzen Übung können Sie einen ersten Eindruck davon bekommen.

Bei den allermeisten NLP-Techniken geht es darum, die Struktur von Erfahrungen so zu verändern, dass es Ihnen gut tut, Ihnen förderlich ist und Sie Ihren Zielen näher bringt.

Übung
Die Musik zum Film

- Stellen Sie sich eine (mäßig) unangenehme Situation vor, die Sie einmal erlebt haben. Machen Sie sich einen inneren Film von dieser Situation. Stellen Sie sich die Situation so detailgetreu wie möglich vor: Was sehen, hören, spüren Sie? Sehen Sie sich dann den inneren Film genau an und achten Sie auf Ihre Gefühle.
- Suchen Sie sich eine Musik aus, die den negativen Gefühlen der unangenehmen Situation völlig widerspricht: beispielsweise Trickfilm-, Zirkus- oder Tanzmusik. Sehen Sie sich Ihren inneren Film mit der unangenehmen Situation noch einmal von vorne an, während Sie dazu die gewählte Musik klingen lassen. Wiederholen Sie das ein paar Mal.
- Erleben Sie nun den Film noch einmal ohne Musik. Eigentlich ist jetzt alles wie zu Beginn der Übung. Aber achten Sie auf Ihre Gefühle! Bei 99% aller Menschen sind die negativen Gefühle verschwunden oder deutlich verringert – weil durch die Musik die Struktur der Erfahrung verändert wurde!

Indem Sie die Struktur Ihrer positiven Erfahrungen untersuchen, erkennen Sie, was die entscheidenden Bestandteile Ihres Wohlbefindens sind. Dadurch können Sie Ihre Erfahrungen mit diesen Bestandteilen »aufladen« und so dafür sorgen, dass Sie mehr positive Erfahrungen machen.

Indem Sie die Struktur negativer Erfahrungen untersuchen, können Sie die entscheidenden Bestandteile dessen herausfinden, was die Erfahrung belastend macht, und diese daraufhin so verändern, dass die Erfahrungen positiv werden.

Grundsätze

Der EGO-Diät liegen ein paar Ideen zugrunde, die ganz besonders wichtig sind. Sie sind so wichtig, dass eigentlich alles andere in ihnen steckt. Deshalb empfehlen wir Ihnen, diese Grundsätze nicht zu oberflächlich zu lesen, sondern wirklich zu versuchen, sie zu verstehen. Wenn Ihnen das ein oder andere etwas schleierhaft ist, macht das aber auch nicht so viel. Wir werden alle Übungen, die in diesem Buch auftauchen, natürlich dort genau erklären.

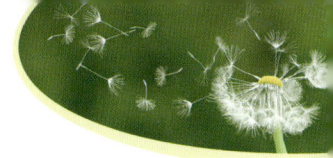

Es lohnt sich allerdings, sich mit der Theorie zu beschäftigen – sie ist alles andere als grau. Sehen Sie selbst.

1. Ihr Verhalten hat eine positive Absicht.

Dieser Grundsatz könnte auch heißen: *Sie treffen immer die beste Wahl, die Ihnen nach Ihrem Modell der Welt gerade möglich ist.* Oder noch einfacher: *Jede Handlung dient einem Zweck.*

Das heißt natürlich nicht, dass jede Verhaltensweise gut ist. Es gibt selbstverständlich Verhaltensweisen, die völlig inakzeptabel sind.

Das Entscheidende ist, dass wir erkennen, dass auch inakzeptables Verhalten eine *gute und wertvolle Absicht* hat. Natürlich sind beispielsweise Fressattacken nicht akzeptabel für Sie, wenn Sie abnehmen wollen. Es ist aber wichtig zu verstehen, dass hinter der Fressattacke eine gute, positive Absicht steht! Das macht die Fressattacke nicht gut, aber es gibt einen Hinweise darauf, was das übermäßige Essen für einen Sinn haben soll. Erst wenn Sie den Sinn dahinter verstehen, können Sie dieses Verhalten im Einklang mit Ihrem Ego verändern.

Ist das nicht Wortklauberei? Was soll das bringen?

Wenn Sie an sich selbst arbeiten, ist es enorm wichtig, dass Sie verstehen, dass Ihre Handlungen einen Sinn haben. Wenn Sie wissen, warum Sie etwas tun, was Sie im Grunde für falsch halten, werden Sie leichter mit sich ins Reine kommen. Konkret ausgedrückt: Wenn Sie die positive Absicht kennen, die hinter dem unerwünschten Essverhalten steht, werden Sie auch Wege finden, die positive Absicht durch ein sinnvolleres Verhalten zu verwirklichen.

Die 6 Grundsätze

1. Ihr Verhalten hat eine positive Absicht.
2. Sie haben nicht nur ein Motiv.
3. Ihre Vorstellungskraft ist immer stärker als Ihre Willenskraft.
4. Ihr Körper und Ihr Geist sind Teile eines Systems.
5. Es gibt kein Scheitern, nur nützliche Erfahrungen.
6. Wenn etwas nicht funktioniert – probieren Sie etwas anderes.

Positive Absichten müssen nicht bewusst sein

Oft ist die positive Absicht nun leider gar nicht äußerlich sichtbar. Oder sie ist so tief im Unterbewussten verborgen, dass der Betroffene selbst seine positive Absicht gar nicht kennt. Das ist fast immer der Fall, wenn jemand eine schlechte Gewohnheit verändern will. Kaum jemand ist sich klar darüber, dass hinter einer schlechten Gewohnheit, die ihm zu schaffen macht, immer eine positive Absicht steht. Deshalb ist es doppelt schwer, schlechte Gewohnheiten zu verändern. Ohne Verständnis keine Veränderung!

Es ist äußerst wichtig, die ursprüngliche positive Absicht hinter einem negativ bewerteten Verhalten zu erkennen, um ein neues Verhalten entwickeln zu können! Sonst wird immer ein innerer Widerstand bleiben, der den Versuch, den neuen Weg zu beschreiten, behindert.

Sie wollen abnehmen. Eine gute Idee! Aber ist es dann nicht unsinnig anzunehmen, Ihre Fressattacken oder schlechten Snackgewohnheiten hätten eine positive Absicht?

Sehen wir uns das doch einmal genauer an. In der Situation, in der sich ein Verhalten entwickelte, hatte es positive Auswirkungen. Sonst hätte es sich ja nicht durchgesetzt – und Sie hätten dieses Verhalten nicht. Sie haben beispielsweise irgendwann einmal die Erfahrung gemacht, dass sich Essen entspannend und beruhigend auswirkt. Die positive Absicht besteht also darin, Entspannung und Ruhe zu fördern. Oder Sie haben mit Essen Langeweile bekämpft. Die positive Absicht besteht also darin, dem Stress der Langeweile zu entkommen.

Wenn Sie nun Ihr Essverhalten ändern wollen, tun Sie gut daran, diese positive Absicht zu berücksichtigen. Das Aufhören wird erst möglich, wenn

EXPERIMENT

Bevor wir an das sensible Thema Gewicht gehen, können Sie das Grundprinzip der positiven Absicht einmal auf einem ganz anderen Gebiet ausprobieren. Denken Sie an einen Menschen, dessen Verhalten Sie nicht so gut finden. Wenn Sie nun an diese Person denken, spüren Sie Ärger oder Wut. Natürlich! Das Verhalten dieses Menschen war ja wirklich nicht gut.

Überlegen Sie sich nun irgendwelche Umstände, die sein Verhalten unter einem ganz anderen Licht erscheinen lassen. Es geht nicht darum, dass diese Umstände zutreffen oder auch nur wahrscheinlich sind. Aber was auch immer es ist – es sind Umstände *möglich*, die das Verhalten verständlich scheinen lassen.

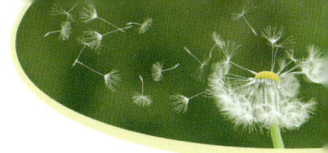

Sie einen Weg finden, der genau diese positive Absicht verfolgt – aber nicht den bisherigen Weg geht. Es ist von größter Wichtigkeit, die ursprüngliche positive Absicht hinter einem negativ bewerteten Verhalten zu erkennen, um ein neues Verhalten entwickeln zu können! Wird die positive Absicht außer Acht gelassen, wird immer ein innerer Widerstand bleiben, der den Versuch, den neuen Weg zu beschreiten, behindert. Immer dann kommt es nach ersten Diäterfolgen zum Jo-Jo-Effekt.

Wir werden daher zuerst die positiven Absichten erforschen. Dann können wir viel leichter neue Wege finden, die positive Absicht mit effektiverem Verhalten zu verwirklichen.

2. Sie haben nicht nur ein Motiv.

Vielleicht haben Sie ja schon einige Motivationsbücher gelesen, fühlten sich zunächst auch sehr motiviert und dachten, dass Sie alles schaffen können, wenn Sie nur wollten. Und dann kam es doch anders, und Sie konnten doch nicht all zu viel verändern. Der »innere Schweinehund« hat Sie daran gehindert.

Motiv kommt vom lateinischen movere, bewegen. Ein Motiv ist also ein »Beweggrund«, etwas das uns dazu antreibt, uns in eine bestimmte Richtung zu bewegen.

Das Problem ist, dass oft so getan wird, als hätten Menschen nur ein einziges Motiv – und wenn sie nur mit der richtigen Einstellung und starkem Willen loslegten, ginge alles. Wir Menschen sind aber nicht so einfach ge-

EXPERIMENT

Wahrscheinlich würden Sie gerne ein paar Millionen Euro auf der hohen Kante haben. Finanzielle Unabhängigkeit ist meist ein starkes Motiv. Dafür würden Sie wohl einiges tun. Wenn Ihnen jemand verspricht, dass Sie mit wenig Anstrengung eine Million bekommen können, wären Sie wohl ziemlich motiviert. Doch wenn nun das Angebot lautet, dass Sie bei einem Bankraub mitmachen oder Ihre große Liebe verlassen sollten – dann würden Sie (hoffentlich) ablehnen. Ja, Sie sind motiviert, viel Geld zu haben. Doch andere Motive, die gleichzeitig wirksam sind, sind stärker!

strickt. Ein bestimmtes Motiv kann so weit im Vordergrund stehen, dass wir glauben, es wäre das einzige: beispielsweise das Abnehmen. Doch es gibt immer eine ganze Reihe von Motiven, die uns bewegen – manche davon sind uns gar nicht bewusst.

Natürlich wird es in diesem Buch auch darum gehen, Sie stark zu motivieren – aber unter Berücksichtigung all Ihrer Motive. All Ihre Motive haben positive Absichten. Deshalb hat es auch wenig Sinn, sie zu unterdrücken. **Es gibt keinen »inneren Schweinehund«!** Es gibt nur Motive, die Ihrem aktuellen, bewussten Hauptmotiv entgegenstehen. Wir werden Ihnen Wege zeigen, wie Sie Ihre Motive effektiv zusammenarbeiten lassen: Dann wird es Ihnen viel leichter fallen, Ihre Ziele zu erreichen.

3. Ihre Vorstellungskraft ist immer stärker als Ihre Willenskraft.

Wenn Menschen etwas überschätzen, dann ist es die Kraft des Willens. Sicher, es gibt Menschen, die einen starken Willen haben und sich weder durch äußere noch durch innere Widerstände von ihrem Weg abbringen lassen. Solche Menschen können bewundernswerte Leistungen vollbringen. Da liegt es natürlich nahe zu glauben, dass der Weg zum Erfolg in einer starken Willenskraft liegt. Also muss man seinen Willen trainieren, sich einfach sagen »Ich will!«, oder sich damit abfinden, dass man ein Mensch mit schwacher Willenskraft ist.

*»Wenn **Wille und Vorstellungskraft** streiten, gewinnt immer die **Vorstellungskraft** – ohne jegliche Ausnahme!«*
*»Wenn Wille und Vorstellungskraft **übereinstimmen**, addieren sie sich **nicht nur**, sondern **multiplizieren sich miteinander.«***
(Émile Coué)

Aber stimmt das überhaupt? Ist der Wille wirklich das, was Menschen dazu bringt, auch bei Widerständen durchzuhalten, oder überhaupt etwas auf den Weg zu bringen?

Es gibt eine Kraft in Ihnen, die wesentlich stärker ist als Ihre Willenskraft – und zwar ganz unabhängig davon, wie stark Ihr Wille ist: Ihre Vorstellungskraft! Das hat schon vor über 100 Jahren der »Vater der Autosuggestion« Émile Coué herausgefunden und als »Lehrsatz« beschrieben: *»Wenn Wille und Vorstellungskraft streiten, gewinnt immer die Vorstellungskraft – ohne jegliche Ausnahme!«*

Nun ist es ja nicht so, dass der Wille überhaupt keine Rolle spielt. Um noch einmal Coué zu zitieren: *»Wenn Wille und Vorstellungskraft übereinstim-*

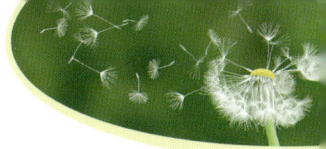

EXPERIMENT

Nehmen Sie sich eine Minute für das Experiment – es dauert wirklich kurz, aber bringt Ihnen vielleicht eine sehr interessante Erkenntnis.

Stehen Sie auf, heben Sie seitlich Ihre Arme und dann drehen Sie Ihren Oberkörper so weit es geht nach links. Achten Sie darauf, wie weit Sie sich drehen können; merken Sie sich den Punkt auf der Wand, auf den Ihr linker Zeigefinger zeigt. Setzen Sie Ihre ganze Willenskraft ein, um sich langsam so weit zu drehen wie möglich. (Achten Sie natürlich trotzdem auf Ihre Grenzen!)

Entspannen Sie sich kurz. Jetzt drehen Sie sich nochmals langsam nach links. Aber diesmal stellen Sie sich vor, dass ein starkes Gummiband Ihre Bewegung zurückhält. Drehen Sie sich gegen den Zug dieses vorgestellten Gummibandes so weit es geht. Und dann stellen Sie sich vor, das Gummiband würde plötzlich durchgeschnitten – so können Sie sich noch weiter drehen.

Und nun vergleichen Sie: Wir sind uns sicher, dass Sie bei der Drehung weiter drehen konnten, vielleicht sogar deutlich weiter. Ihre Vorstellung hat mehr bewirkt als Ihre reine Willenskraft!

men, addieren sie sich nicht nur, sondern multiplizieren sich miteinander.« Und, ganz wichtig: *»Die Vorstellungskraft ist lenkbar.«*

NLP hilft Ihnen, Ihre Vorstellungskraft effektiv zu lenken – und Ihren Willen zu entwickeln. Und dann, wenn sich die beiden multiplizieren, werden sich Ihre Möglichkeiten vervielfachen!

Praxis **Sie müssen viel weniger in den Lauf der Dinge eingreifen, als Sie glauben. Beobachten Sie einfach erst einmal: Wo setzen Sie Ihre Willenskraft ein? Wo setzen Sie Ihre Vorstellungskraft ein? Wann fühlen Sie sich besser? Wann sind Sie erfolgreich bei dem, was Sie tun?**

4. Ihr Körper und Ihr Geist sind Teile eines Systems.

Oft hört man, der Mensch *hätte* Körper und Geist. Aber ist es nicht vielmehr so, dass der Mensch Körper und Geist **ist**? Dass Körper und Geist voneinander getrennt sein sollen, ist nicht selbstverständlich. In der Medizin und in der Psychologie ist diese Sichtweise mitunter sogar schädlich. Ganz

EXPERIMENT

Probieren Sie nun ein kleines, aber wichtiges Experiment aus, bei dem Sie den Zusammenhang zwischen Körper und Seele direkt erfahren können. Die Übung heißt »*Sonnenhaltung und Mondhaltung*«.

● Lassen Sie Ihren Kopf sinken, lassen Sie Ihre Schultern nach vorne fallen, spannen Sie die Bauchmuskulatur leicht an, kneifen Sie die Augen etwas zusammen (so als ob Ihnen etwas ins Auge gekommen wäre), und ziehen Sie die Unterlippe nach unten. Atmen Sie dabei ganz flach. Das ist die »*Mondhaltung*«.

● Testen Sie nun Ihren Gefühlszustand. Versuchen Sie, an etwas Schönes, Lustiges, Angenehmes, Freudvolles zu denken – und Sie werden erstaunt feststellen, dass Sie dabei auf einen inneren Widerstand stoßen und es Ihnen nicht recht gelingt! Diese Haltung ist mit negativen Gefühlsmustern assoziiert; der körperliche Zustand hemmt positive Gedanken und Gefühle!

● Nun probieren wir das Gegenteil: Die »*Sonnenhaltung*«. Entspannen Sie den Bauch, die Augen, die Stirn, heben Sie den Kopf, den Blick, die Augenbrauen und die Mundwinkel, nehmen Sie die Schultern zurück und atmen Sie einige Male ein und aus. Wahrscheinlich werden Sie sofort spüren können, wie diese Haltung positive Gefühle hervorruft. Tatsächlich werden Sie in dieser Haltung nur mit großer Anstrengung in der Lage sein, sich in negative Gedanken und Gefühle zu vertiefen!

bestimmt ist sie sehr ineffektiv, wenn es ums Abnehmen geht. Wir haben ja schon erklärt, dass Diäten nicht funktionieren, da sie den seelischen Aspekt des Übergewichts völlig ignorieren.

Der Gedanke, dass Körper und Geist eng zusammenhängen, ist wahrlich nicht neu. Doch erst seit einigen Jahrzehnten werden die Zusammenhänge auch systematisch erforscht. Die *Psychosomatik*, die sich mit den Zusammenhängen zwischen Seele (Psyche) und Körper (Soma) beschäftigt, hat deutlich gemacht, dass viele Krankheiten nicht verstanden werden können, wenn man sie als rein körperlich betrachtet. Ganz sicher ist das bei Krankheiten wie Asthma, Bluthochdruck, chronischen Magen-Darm-Erkrankungen oder rheumatischer Arthritis – und beim Problem Übergewicht! Eine noch neuere Forschungsrichtung, die *Psychoneuroimmunologie*, befasst sich mit den Zusammenhängen zwischen Gedanken, Gefühlen und körperlichen Prozessen. Heute wissen wir, dass jeder Gedanke und jedes Gefühl körperliche Veränderungen zur Folge hat. Aber auch das Umgekehrte gilt:

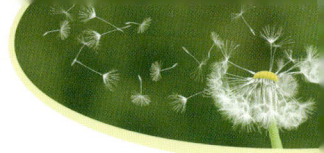

Jede körperliche Veränderung macht sich auch in einer Veränderung geistig-seelischer Vorgänge bemerkbar.

Im NLP – und insbesondere auf Ihrem Weg zum Wunschgewicht – spielt die Erkenntnis, dass Körper und Seele nicht getrennt sind, eine ganz wichtige Rolle. NLP nutzt diese Einsicht, um durch Veränderung von Denkmustern körperliche Probleme zu verändern. Beispielsweise ist es möglich, durch mentale Techniken Schmerzen zu lindern, normalerweise nicht willentlich steuerbare Muskeln zu beeinflussen, das Immunsystem zu stärken und den Stoffwechsel anzukurbeln. Andererseits können Sie aber auch durch körperliche Dinge, wie die Muskelspannung, Gefühle und Gedanken eine positive Richtung geben. Das konnten Sie beim obenstehenden Experiment gerade selbst erfahren.

Praxis **Sie können jederzeit, wo auch immer Sie sich gerade befinden, Ihren Gefühlen einen kleinen positiven Anstoß geben: Achten Sie bewusst auf Ihre Körperhaltung, richten Sie den Rücken auf, heben Sie den Kopf ein wenig, öffnen Sie die Augen etwas weiter und versuchen Sie, ein Lächeln auf Ihr Gesicht zu bringen.**

Das löst zwar keine großen Probleme, aber ist erstaunlich effektiv, um Ihre Gefühle in eine produktivere, positivere Richtung zu lenken. Und Sie werden mit Sicherheit auch positiver von anderen Menschen wahrgenommen.

5. Es gibt kein Scheitern, nur Feedback.

Einer der wichtigsten Grundsätze lautet, dass es niemals Versagen oder Scheitern gibt. Natürlich machen Sie auch mal Fehler! Doch die Fehler selbst sind kein Versagen. Sie sind nur Feedback: »So hat es also nicht funktioniert.« Angst vor Fehlern zu haben, ist ein sicheres Mittel, um Erfolg zu verhindern. Wenn Sie ein Ergebnis erreichen wollen, beginnen Sie zu handeln. Nur wenn Ihr Ziel sehr sehr klein ist, werden Sie direkt dorthin gelangen. Aber normalerweise werden Sie auf dem Weg dorthin immer wieder kleineren und größeren Hindernissen begegnen. Einen Weg durch unbekanntes Gelände kann man nur finden, wenn man immer wieder Rückmeldungen darüber bekommt, ob die Zielrichtung noch stimmt. Nur durch solche Rückmeldungen sind Korrekturen möglich. Und Fehler, Hindernisse und Probleme sind nichts anderes als solche Rückmeldungen!

Alles, was Sie möglicherweise als »Problem«, »Hindernis« oder »Scheitern« betrachten, können Sie viel sinnvoller als *Rückmeldung* ansehen – also als Hinweis darauf, wie Sie effektiver vorgehen können, um Ihr Ziel zu erreichen. – Die Angst zu versagen, ist eines der größten Hindernisse auf dem Weg zum Erfolg. Schwierigkeiten als Scheitern anzusehen, bedeutet Stillstand. Schwierigkeiten als Rückmeldung zu betrachten, eröffnet dagegen neue Wege zum Ziel!

Menschen, die sich davor fürchten zu scheitern, erleben ständig innerliche Misserfolge. Daher tun sie nicht die Dinge, die zum Erfolg führen könnten.

Sie haben bereits Enormes geleistet! Versuchen Sie doch einmal, das anhand eigener Erlebnisse nachzuvollziehen. Jeder Mensch kennt Umstände, in denen er Schwierigkeiten als wertvolle Rückmeldungen annahm. Denken Sie nur daran, wie es war, als Sie Lesen und Schreiben lernten. Stellen Sie sich vor, Sie hätten schon nach dem ersten Buch aufgegeben, weil Sie mit den seltsamen Zeichen, die Erwachsene »Buchstaben« nennen, nichts anfangen konnten. Was wäre wohl geschehen, wenn Sie das als Scheitern betrachtet und aufgegeben hätten? Nur durch ständige Rückmeldungen, positive wie negative, haben Sie schließlich das Lesen gelernt – nicht durch Scheitern an der Aufgabe.

Praxis **Versuchen Sie die Idee dieses Grundsatzes in Ihrem täglichen Leben umzusetzen. Auch bei Kleinigkeiten: Wann immer der Gedanke auftaucht, dass Sie versagt haben, machen Sie innerlich eine Kehrtwendung. Heißen Sie den »Fehler« willkommen! Sie haben nicht versagt. Sie haben eine Botschaft bekommen, die Ihnen zeigt, dass Sie etwas korrigieren sollten.**
Manchmal sind es nur kleine Veränderungen, manchmal größere. Doch eins ist klar: Sie können etwas verändern – und zwar gerade deshalb, weil Sie eine Rückmeldung bekommen haben!

6. Wenn etwas nicht funktioniert, probieren Sie etwas anderes.

Dieser Grundsatz scheint Ihnen vielleicht ganz unnötig. Es ist doch selbstverständlich, etwas anderes zu versuchen, wenn etwas nicht funktioniert! Manchmal klappt es auch ganz gut: Wenn Sie schon einige Diäten ausprobiert haben, haben Sie ja immer wieder etwas Neues ausprobiert.

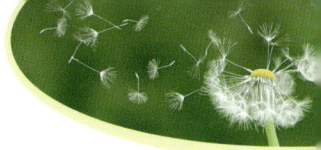

Theoretisch. Aber vielleicht haben Sie ja schon auf den ersten Seiten dieses Buches gesehen, dass das trügerisch war – denn im Grunde sind alle Diäten, was das Wesentliche angeht, völlig gleich. So haben Sie also *doch* immer das Gleiche gemacht. Wie gemein!

Noch schlimmer ist es mit Gewohnheiten. Sie haben eine größere Macht, als wir es wahrhaben wollen. Erstaunlicherweise sind Menschen äußerst beharrlich in dem, was sie tun – auch wenn es absolut und ganz offensichtlich nicht funktioniert. Sie tun selbst Dinge, die ihnen unangenehm sind, immer wieder auf dieselbe Art und Weise.

Gewohnheiten haben eine so große Macht über uns, dass sie uns sogar Dinge tun lassen, die uns unangenehm sind oder auch solche, die offensichtlich nicht funktionieren.

Es ist normal, ineffektiv zu sein. Dafür gibt es natürlich gute Gründe:

- Jedes Verhalten hat eine positive Absicht – das wissen Sie ja schon. Und diese positive Absicht ist manchmal so fest mit einem Verhalten verbunden, dass es nicht so einfach ist, einfach anders zu handeln.
- Manche Handlungsabläufe sind so automatisiert, dass wir gar nicht mehr darüber nachdenken, ob sie effektiv sind oder ineffektiv.
- Manchmal wissen wir zwar, dass etwas nicht funktioniert, aber kennen keine Alternative, von der wir sicher wissen, dass sie besser ist.
- Mitunter macht es Angst, ein gewohntes Verhalten aufzugeben – und um die Angst in den Griff zu bekommen, tun wir das Gewohnte, das zumindest keine Angst macht.

Kennen Sie solches Verhalten nicht auch von sich selbst? Vielleicht haben Sie sich schon tausend Mal gesagt: »Du musst endlich weniger essen!«

EXPERIMENT

Falten Sie Ihre Hände, so dass sich die Finger verschränken. Welcher Daumen liegt oben? Verschränken Sie sie nun so, dass der andere Daumen oben liegt. Das wird Ihnen wahrscheinlich nicht schwerfallen – aber es fühlt sich komisch an. Und das ist kein Zufall: Immer wenn Sie die Hände verschränken, werden Sie es auf die gleiche Art und Weise tun, solange Sie es nicht absichtlich anders machen. Beim Fingerverschränken ist das natürlich überhaupt kein Problem: Aber Sie sehen, dass Sie ganz unbewusst manche Dinge immer gleich tun, obwohl es keinen Vorteil hat, es auf diese Art und Weise zu machen.

Die EGO-Diät

Zehn oder zwanzig Wiederholungen sollten eigentlich als Hinweis reichen, dass es auf diese Art und Weise nicht geht. Der Grundsatz »Wenn etwas nicht funktioniert, probiere etwas anderes« ist in solchen Fällen Gold wert. Die meisten Menschen haben ihre Handlungen so automatisiert, dass sie nicht einmal dann auf die Idee kommen, ihr Vorgehen zu verändern, wenn es ihnen Nachteile bringt. Solange die Nachteile nicht direkt spürbar sind, neigen wir erst recht dazu, gewohntes Verhalten so lange wie nur möglich beizubehalten.

NLP unterstützt Sie dabei, alte, ineffektive Verhaltens- und Denkmuster zu erkennen und zu verändern. Indem Sie angefangen haben, dieses Buch zu lesen und mit den vorgeschlagenen Übungen zu experimentieren, haben Sie bereits einen wichtigen Schritt getan, etwas anderes als bisher auszuprobieren.

Statt uns von alten und oft schädlichen Gewohnheiten lenken zu lassen, sollten wir lernen, mehr in uns selbst hineinzuspüren und offen für neue Wege zu sein.

Der Grundsatz bedeutet, offen zu sein für alles, was funktioniert, und ein Bewusstsein dafür zu schaffen, wenn etwas nicht oder nicht effektiv funktioniert. Das erhöht die Bereitschaft zur Suche nach Lösungsalternativen.

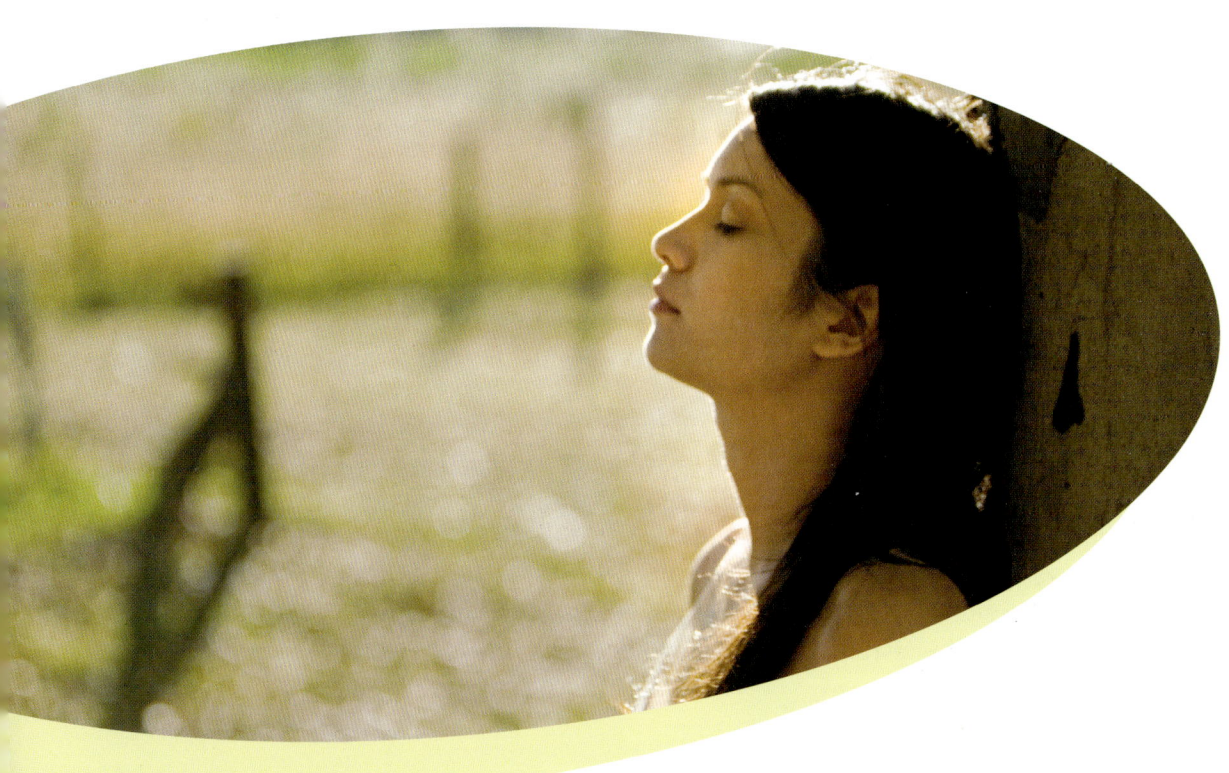

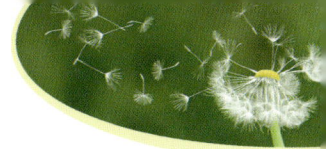

Automatische Reaktionen »ankern«

Bei Essgewohnheiten läuft vieles automatisch ab, wie bei einem Reflex. Beispielsweise der Griff in die Chipstüte, wenn es beim TV-Krimi spannend wird. Oder das zwanghafte Leeren des Tellers, ganz gleich, wie voll man schon ist.

Ein Reflex *ist eine unwillkürliche, besonders schnelle und gleichartige Reaktion eines Organismus auf einen bestimmten Reiz.*

Je häufiger man einen Reiz mit einer bestimmten Handlung verbindet, desto fester wird die Verbindung. In der Verhaltensforschung heißt das »Konditionieren«. Konditionieren ist so eine Art automatisches Lernen von Verhaltensweisen. Stellen Sie sich vor, Sie würden ein paar Mal einen kleinen elektrischen Schlag bekommen, wenn Sie eine Türklinke anfassen. Ganz bestimmt würde es nicht lang dauern, bis Sie ganz automatisch zucken, wenn Sie eine Klinke berühren. Das wäre natürlich eine ziemlich sinnlose Sache – und außerdem ziemlich gemein, weil man Ihnen damit eine Angst vor Türen antrainieren würde. Und vor allem, was hat das mit Abnehmen zu tun? Ganz sicher wollen wir Ihnen keine elektrischen Schläge verpassen.

Alle unsere Gefühle, Gedanken und Erinnerungen sind durch Assoziationen miteinander verknüpft. Im NLP machen wir uns das zunutze, um negative Gefühle und belastende Erinnerungen zu verändern.

Im NLP gibt es eine Methode, die ganz ähnlich wie Konditionieren funktioniert. Aber selbstverständlich ganz ohne elektrische Schläge.

Ankern *bedeutet im NLP, durch eine einfache Handlung, beispielsweise eine Handbewegung, reflexartig einen bestimmten komplexen Gefühlszustand ins Bewusstsein zu rufen oder eine Handlung auszulösen.*

Anker verwenden, um Energie zu bekommen

Anker haben den Vorteil, dass Sie damit ganz schnell gute Gefühle erzeugen können – und die kann man ja immer gut gebrauchen, vor allem dann, wenn man sich in einer stressigen Situation befindet. Und das kommt beim

Abnehmen schon einmal vor. Wir wollen ja auf den gewohnten Beruhigungsmechanismus »Essen« möglichst verzichten.

So ein Anker muss natürlich erst einmal aufgebaut werden. Aber auch das ist ganz leicht. Zwar nicht so leicht wie Nichtstun, dafür aber viel interessanter. Lassen Sie uns also gleich einmal eine Übung machen, die Ihnen die Möglichkeit gibt, in Sekundenschnelle positive Gefühle hervorzurufen. Diese Übung ist sehr hilfreich, wenn Sie einen plötzlichen Energieschub

ÜBUNG
Ihr Persönlicher Kraft-Anker – PKA

Diese Übung baut auf der *Sonnenhaltung* (siehe Experiment »Sonnenhaltung und Mondhaltung« auf Seite 36) auf. Die fühlte sich wahrscheinlich schon recht gut an – aber Sie können das noch deutlich verstärken. Und vor allem können Sie diesen Energiezustand dann auch schnell wieder aufrufen, wenn Sie ihn richtig *ankern*.

1. Denken Sie an einen Zeitpunkt in Ihrem Leben, wo Sie sich fühlten, als könnten Sie Bäume ausreißen.
2. Begeben Sie sich in Ihrer Vorstellung, so weit es Ihnen möglich ist, in diesen Zustand hinein. Versuchen Sie, die damaligen kraftvollen, positiven Gefühle wachzurufen.
3. Probieren Sie, ob Sie durch kleine Veränderungen an Ihrer Vorstellung den kraftvollen Gefühlszustand noch ein wenig verstärken können. Machen Sie beispielsweise das Bild ein wenig heller, die Farben intensiver oder stellen Sie sich eine Musik dazu vor, die Sie noch weiter beflügelt.
4. Gehen Sie in die *Sonnenhaltung*.
5. Jetzt setzen Sie einen *Anker*: Dazu machen Sie eine charakteristische Bewegung. Beispielsweise ballen Sie eine Hand zur Faust, reißen sie nach oben und rufen »Ja!«. Es muss aber nicht so etwas Offensichtliches sein – Sie können auch nur Daumen und Ringfinger gegeneinander drücken. Hauptsache, die Bewegung ist nicht alltäglich. Und vergessen Sie nicht zu lächeln!
6. Klatschen Sie einmal in die Hände und kehren in einen neutralen Gefühlszustand zurück. Wiederholen Sie dann den gesamten Ablauf ein paar Mal.
7. Testen Sie: Denken Sie an eine Situation, in der Sie sich nicht so toll fühlten, wo Sie sich vielleicht langweilten oder ein bisschen traurig waren. Rufen Sie nun den *Anker* ab, indem Sie jetzt nur die vorher eingeübte *Anker*-Bewegung machen. Wenn das *Anker*-Setzen geklappt hat, sollte nun »reflexartig« der positive, kraftvolle Gefühlszustand auftreten.

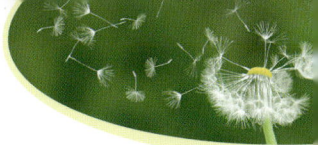

brauchen oder sich aus einer negativen Gefühlslage lösen möchten. Beim Frustessen oder überhaupt bei Fressattacken kann der PKA Sie schnell auf andere Gedanken bringen.

Da ist es vielleicht sehr verführerisch, diesen Kraft-Anker dauernd einzusetzen. Das sollten Sie aber nicht tun. Der PKA ist kein Allheilmittel! Sie können durch einen positiven Anker nicht alle problematischen Dinge aus Ihrem Unterbewusstsein verdrängen.

Trotzdem ist der PKA natürlich sehr wertvoll. Immer dann, wenn Sie sich zu etwas motivieren möchten, aber einfach nicht in die Gänge kommen – geben Sie sich einen Schub mit Ihrem PKA!

Wenn Sie merken, dass Sie in sinnloses Grübeln geraten – holen Sie sich mit Ihrem PKA heraus! Der PKA ist etwa so wie ein Guss kaltes Wasser und ein doppelter Espresso, wenn Sie müde sind: Ideal, um kurzfristig wach zu werden. Man darf das nur nicht mit einem Heilmittel gegen Erschöpfung verwechseln …

Der PKA ist etwa so wie ein Guss kaltes Wasser und ein doppelter Espresso, wenn Sie müde sind: Ideal, um kurzfristig wach zu werden. Immer dann, wenn Sie sich zu etwas motivieren möchten, aber einfach nicht in die Gänge kommen – geben Sie sich einen Schub mit Ihrem PKA! Wenn Sie merken, dass Sie in sinnloses Grübeln geraten – holen Sie sich mit Ihrem PKA heraus! Man darf das nur nicht mit einem Heilmittel gegen Erschöpfung verwechseln …

Das war auch schon die ganze »Theorie«. Und zugegebenermaßen hatten wir ja mit den zahlreichen Experimenten und unseren Übungen auch schon eine ganze Menge Praxis dabei. Im Grunde steckt in den »Grundsätzen« und in »Achtsamkeit« tatsächlich schon alles, was Sie brauchen. Doch das herauszufinden, bedarf einiger Arbeit. Die wollen wir Ihnen ersparen. Und deshalb geht es jetzt gleich mit dem Sieben-Stufen-Programm zu Ihrem Wunschgewicht los.

Vor allem dann, wenn Sie diese Einleitung nur überflogen haben, wird Ihnen vielleicht nicht immer ganz klar sein, wie die Übungen, die wir Ihnen vorschlagen, dazu beitragen können, dass Sie Ihr Wunschgewicht erreichen. Am allerbesten ist es, einfach die Übungen zu machen. Das hilft mehr als jede Erklärung. Sie wollen es sich doch leicht machen. Und das Leichteste ist, einfach loszulegen …

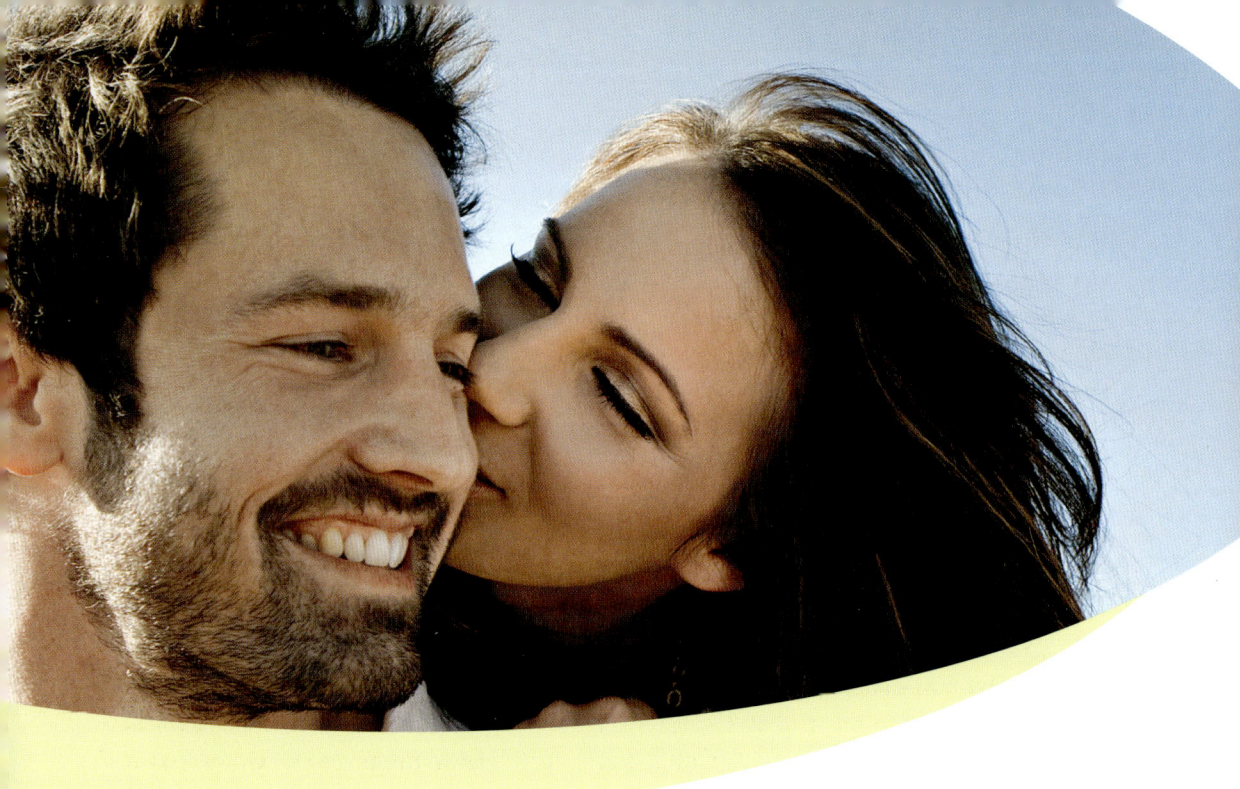

Der erste Schritt:
Stress loswerden

Sie wollen abnehmen. So einfach – und vermutlich auch so schnell – wie möglich. Wenn Sie das ganz entspannt sehen und neugierig sind, was in diesem Buch so auf Sie zukommt, ist das natürlich am allerbesten. Wenn wir von unseren Erfahrungen ausgehen, ist das jedoch wohl nicht ganz realistisch. Viel wahrscheinlicher ist, dass Sie sich schon ein wenig unter Druck setzen. »Ich muss unbedingt abnehmen!«, »So sehe ich schrecklich aus!«, »Ich muss endlich etwas tun!«

Das bedeutet Stress. Viele Menschen glauben ja sogar, dass es immer etwas Druck braucht, damit überhaupt etwas geschieht. Doch das ist ein Missverständnis. Motivation ist nötig, natürlich. Aber die allerbeste Motivation ist doch, die Dinge zu tun, die man nicht nur freiwillig, sondern mit

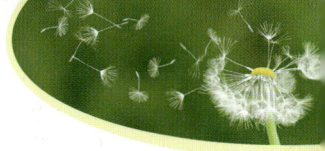

Freude, aus ganzem Herzen und in Einklang mit seiner Persönlichkeit tut! Druck ist dagegen problematisch. Er erzeugt fast immer einen Gegendruck. Das ist wie ein Reflex. Wenn Sie sich zu etwas zwingen müssen, heißt das auch, dass ein Teil von Ihnen das nicht will. Und der wird gegen Sie und Ihr Ziel arbeiten.

Also werden wir versuchen, es Ihnen einfacher zu machen und jeden Stress zu vermeiden. Erst einmal betrifft das den Druck, den Sie ganz automatisch haben – durch den nagenden Wunsch abzunehmen.

Es gibt aber noch einen tieferen und wichtigeren Grund, dass wir mit dem Thema Stress anfangen. Und der liegt darin, dass Übergewicht eigentlich immer auch mit Stress zu tun hat.

Wenn Sie abnehmen wollen, ist es ganz wichtig, sich zuerst von Stress zu befreien. Dann wird alles andere leichter. Im Rahmen der EGO-Diät ist es auch beim Thema Entspannung wichtig, bewusst mehr an sich selbst zu denken. Sie haben ein Recht darauf, stressfrei zu leben! Sie müssen nicht immer für andere da sein. Oder besser gesagt: Sie können eigentlich erst dann wirklich für andere da sein, wenn Sie zuvor ganz für sich selbst da sind.

Im Rahmen der EGO-Diät ist es wichtig, bewusst mehr an sich selbst zu denken. Ob Sie nun Ihre Ziele klären, Ihr **Selbstvertrauen aufbauen, schädliche Ess-Strategien über Bord werfen oder Achtsamkeit entwickeln – alle diese Säulen werden dazu beitragen, entspannter und gelassener zu werden.**

Alle Schritte der EGO-Diät führen auf kleinen Umwegen dazu, den Stress aus Ihrem Leben zu verbannen. Ob Sie nun Ihre Ziele klären, Ihr Selbstvertrauen aufbauen, schädliche Ess-Strategien über Bord werfen oder Ihre Achtsamkeit entwickeln – alle diese Säulen werden dazu beitragen, entspannter und gelassener zu werden. Doch neben den indirekten Wegen gibt es auch ganz konkrete Methoden, Stress aufzulösen, und darum geht es in den folgenden Abschnitten.

Den Stress weglachen

Bevor wir den Stress im Körper lösen, möchten wir Ihnen zeigen, wie Sie sogenannte »einschränkende Glaubenssätze« auflösen, die Sie daran hindern, Stress loszulassen. Vielleicht sind Sie ja davon überzeugt, oder haben es zumindest »im Hinterkopf«, dass Abnehmen stressig sein muss. Oder, dass diese Übungen für Sie stressig sein könnten.

Wir werden die Übung, die wir Ihnen gleich zeigen, später noch einmal anwenden, wenn es um Ihr Selbstvertrauen geht. Aber jetzt geht es erst einmal nur um Ihre Einstellung zu Stress und Entspannung.

Sagen Sie sich manchmal: »Ich kann mich einfach nicht entspannen!«, »Ich bin viel zu nervös, um mich zu entspannen!« oder so etwas wie: »Ich brauche keine Entspannung, ich bin sowieso viel zu träge!« oder vielleicht: »Abnehmen muss stressig sein, sonst geht nichts voran!«?

Überlegen Sie einmal kurz, welche Ihrer Einstellungen Sie daran hindern könnte, Stress und Anspannungen wirklich loszulassen. Nehmen Sie sich ein bisschen Zeit dafür. Nur kein Stress. Machen Sie es sich leicht.

Sie können den Stress nicht loslassen? Welcher Gedanke hält Sie davon ab? Formulieren Sie diesen Gedanken als Satz. Wenn Sie sich emotional betroffen fühlen, ist das Ihr einschränkender Glaubenssatz.

Sobald Sie so eine Einstellung gefunden haben, formulieren Sie sie als Satz. Sagen Sie sie laut oder halblaut vor sich hin. Wenn Sie sich ein bisschen betroffen fühlen, dann ist das genau der richtige Satz. Wenn der Satz Sie ganz kalt lässt, sollten Sie noch ein wenig weitersuchen.

Jetzt fangen wir mit der eigentlichen Übung an. Wenn Sie irgendwann dabei lachen müssen: Sehr gut! Die Übung scheint etwas albern. Sie ist jedoch sehr effektiv. Probieren Sie es aus! Aber zwingen Sie sich zu nichts.

ÜBUNG
Einschränkende Einstellung verändern

1. *Einschränkenden Glaubenssatz* finden und prüfen: Welche Gefühle löst das laute Sprechen des Glaubenssatzes aus?
2. Sprechweise des *Einschränkenden Glaubenssatzes* verändern.
3. Prüfen: Welche Gefühle löst das (normale) Sprechen des *Einschränkenden Glaubenssatzes* nun aus?

Den ersten Schritt haben Sie ja schon gemacht, indem Sie nach einer Einstellung, einem »Einschränkenden Glaubenssatz« gesucht und ihn gefunden haben.

Also geht es weiter mit dem zweiten Schritt. Sie schließen die Augen und wiederholen Ihren Glaubenssatz nun jeweils fünfmal in einem anderen Tempo und einer anderen

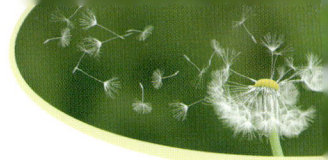

Tonlage. Immer dann, wenn Sie den Satz fünfmal gesprochen haben, klatschen Sie in die Hände und öffnen die Augen. Dann schließen Sie die Augen wieder und machen mit dem nächsten Tempo und der nächsten Tonlage weiter.

Sprechen Sie den Satz:

1. **Fünfmal in schnellem Tempo und mit etwas höherer, »hysterischer« Stimme. Dann in die Hände klatschen und Augen öffnen. Augen wieder schließen.**
2. **Fünfmal langsam und mit absichtlich tieferer Stimme. Dann wieder in die Hände klatschen und Augen öffnen. Augen schließen.**
3. **Fünfmal gaaanz laaangsaaam ... und mit gaaanz tiefer Stimme. In die Hände klatschen und Augen öffnen. Dann Augen wieder schließen.**
4. **Fünfmal gaaanz laaangsaaam ..., aber mit Piepsstimme. In die Hände klatschen und Augen öffnen. Augen wieder schließen.**
5. **Fünfmal mit »Mickymaus-Stimme« und ganz schnell. Dann in die Hände klatschen und Augen öffnen.**

Und jetzt überprüfen Sie mal, was die Übung gebracht hat. Wenn Sie den Satz jetzt sprechen, klingt er nicht einfach unrealistisch oder sogar zum Lachen?

Einstellungen, die Ihnen im Weg stehen, verändern

Natürlich haben Sie mit dieser Übung keine tief greifende Lösung für all Ihre unterbewussten Probleme gefunden. Doch jetzt wird es Ihnen viel leichter fallen, *wirklich* zu entspannen!

Low-Fat-Yoga

Was hat Yoga mit Abnehmen zu tun? Vor allem: Wir wollen es Ihnen doch so leicht wie möglich machen – muss es da wirklich Yoga sein?

Nun, wir wollen Sie nicht zu einem überzeugten Yogi machen. Das wirklich kurze Yogaprogramm, das wir Ihnen hier vorstellen, ist aber ein sehr sinnvolles Element der EGO-Diät, und zwar aus mehreren Gründen.

- Yoga stärkt Ihr Selbstbewusstsein und Ihr »Ich«, indem es die Körperwahrnehmung verbessert. Mit anderen Worten, die Achtsamkeit, was den Körper betrifft. Und das hilft nicht nur dabei, sich wohler zu fühlen, sondern auch dabei, abzunehmen.

- Das kurze Programm ist eine Alternative zum Essen als Ersatzhandlung. Das ist im Moment noch nicht so wichtig – aber Sie werden später im Buch sehen, dass es sehr gut ist, so eine Alternative zu haben.
- Mit den Yogastellungen, die wir Ihnen hier zeigen, tun Sie etwas gegen die spezifischen gesundheitlichen Probleme, die oft mit Übergewicht verbunden sind.
- Yoga stimuliert den gesamten Körper. Das regt auch das Hormonsystem an, fördert die Verdauung und Fettverbrennung.
- Yoga fördert die körperliche und seelische Entspannung. Das ist eigentlich der Hauptgrund, weshalb wir Ihnen hier Yoga vorstellen. Denn Stress ist die Hauptursache für Übergewicht.
- Die Abschlussentspannung, bei der Sie Muskeln anspannen und wieder loslassen, ist eine der besten und schnellsten Methoden, den Körper zu entspannen.

Sie sehen, es gibt viele Gründe, warum Yoga für Sie gut ist. Das Yogaprogramm, das wir Ihnen hier zeigen, ist nicht beliebig. Wir haben Stellungen ausgesucht, die besonders einfach sind, die keine besondere Beweglichkeit verlangen und bei denen keine Gefahr besteht, dass Sie sich verletzen. Das ganze Programm dauert nur etwa zwölf Minuten – und etwa zehn Minuten für die Schlussentspannung. Das sollte es Ihnen leicht machen, die Übung in Ihren Alltag zu integrieren.

Unser Yogaprogramm ist sehr einfach, verlangt weder eine besondere Beweglichkeit noch birgt es irgendeine Verletzungsgefahr. Das Programm dauert nur etwa zwölf Minuten plus etwa zehn Minuten für die Schlussentspannung.

Außerdem werden wir die Übungen mit einer Achtsamkeitsmeditation verbinden. Wenn Sie dieses Programm machen, werden Sie also gleichzeitig eine Meditation lernen, die Ihnen Gelassenheit bringt und Ihre Seele entspannt. Der »Trick« dabei ist ganz einfach. Er ist dennoch eine kleine Herausforderung, wie Sie sehen werden, wenn Sie das Yogaprogrammn ausprobieren. Sie werden bei den Übungen Ihre Konzentration auf einen ganz bestimmten Aspekt der Atmung legen.

Und das geht so: Sie versuchen einfach, den Luftstrom an Ihrer Nase wahrzunehmen. Dabei richten Sie Ihre Konzentration immer nur auf ein Nasenloch. Sie atmen ein und spüren, wie die Luft in Ihr rechtes Nasenloch einströmt. Beim Ausatmen wechseln Sie mit Ihrer Aufmerksamkeit zur linken Seite und spüren, wie die Luft durch Ihr linkes Nasenloch ausströmt. Beim

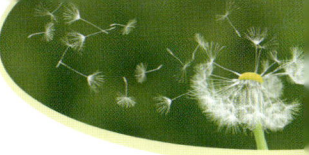

nächsten Einatmen spüren Sie die Luft links einströmen, beim nächsten Ausatmen rechts ausströmen, und so weiter.

Das klingt nicht sehr schwer, oder? Wir können Ihnen jedoch jetzt schon sagen, dass Sie Ihre Aufmerksamkeit nicht die ganze Zeit dabei halten können. Das ist normal und macht gar nichts. Immer dann, wenn Sie merken, dass Ihr Geist abschweift, kehren Sie einfach wieder geduldig zur Übung zurück. Im Laufe der Zeit wird das besser, Ihre Achtsamkeit wird länger stabil bleiben, und Ruhe kehrt in Ihren Geist ein. Sie werden immer ruhiger und gelassener.

Im Folgenden lernen Sie insgesamt sieben Yogastellungen kennen. Dabei ist die Reihenfolge wichtig. Halten Sie jede Stellung etwa eine Minute lang. Das können Sie natürlich einfach machen, indem Sie auf eine Uhr mit Sekundenzeiger sehen. Das ist allerdings nicht optimal, da Sie sich dann nicht ganz auf die Übung konzentrieren können. Ideal ist es, wenn Sie in Ihrem Handy eine Eieruhrfunktion haben, die Ihnen nach jeder Minute ein Signal gibt.

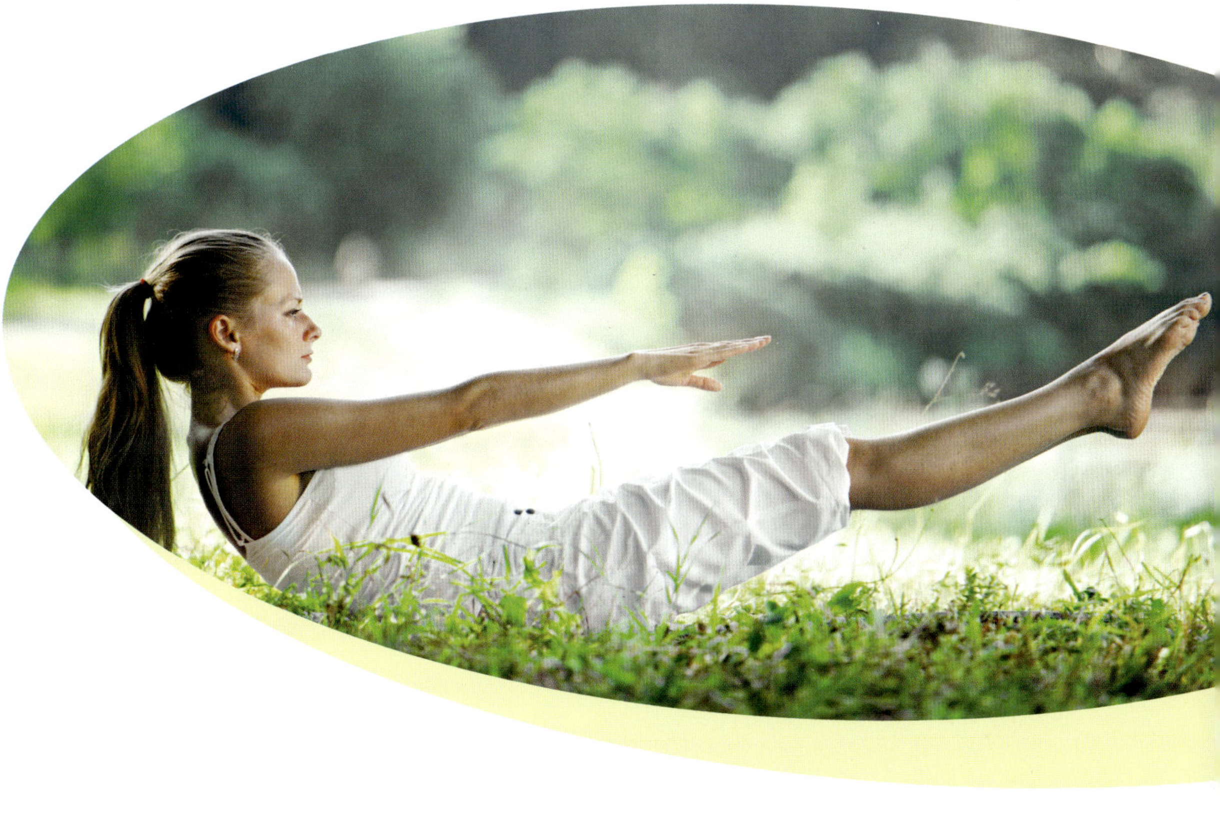

Auch einfache, unscheinbare Yogaübungen fördern das äußere und innere Gleichgewicht, regen das Hormonsystem an und helfen, die Fettverbrennung zu beschleunigen.

Oder Sie zählen einfach Ihren Atem. Einatmen: eins – Ausatmen: zwei – Einatmen: drei … Zählen Sie auf diese Art und Weise bis zwanzig. Am einfachsten ist es aber, wenn Sie sich unseren **Audio-Download** »Yogaprogramm« herunterladen, das Ihnen das Zeitmessen abnimmt, womit Sie sich ganz auf das Yoga konzentrieren können. Sie beginnen, wenn der Gong klingt, und wechseln immer dann, wenn die Glöckchen klingen, die Stellung. Das Programm endet wieder mit einem Gong.

Halten Sie jede der folgenden Yogastellungen etwa **eine Minute.** Damit Sie dabei nicht auf die Uhr schauen müssen, nutzen Sie die **Eieruhrfunktion** Ihres Handys. Oder Sie zählen jedes **Ein- und Ausatmen** und auf diese Weise bis **zwanzig.**

Nach dem kurzen Yogaprogramm sollten Sie schon ziemlich viel Stress abgebaut haben – aber wenn Sie die Entspannung vertiefen wollen, können Sie als achten Schritt noch die Schlussentspannung anhängen. Auch dazu gibt es ebenfalls einen **Audio-Download** »Stress loslassen« (siehe Seite 55), der Sie durch die Übung führt.

Doch jetzt fangen wir mit der Übung an.

Das Yogaprogramm im Überblick

1. Stellung: Der Tänzer
2. Stellung: Die Waage
3. Stellung: Das Dreieck
4. Stellung: Das Boot
5. Stellung: Die Brücke
6. Stellung: Das Krokodil
7. Stellung: Das Kind
8. Schlussentspannung

Zum Anhören der Audio-Datei den Code scannen!

Info   **Atmung: Immer mit der Aufmerksamkeit von einem zum anderen Nasenloch wechseln! Wenn die Gedanken abschweifen, einfach zur Übung zurückkehren.**

1. Stellung: Der Tänzer

Lassen Sie uns gleich mit der schwierigsten Übung anfangen, dann haben wir es hinter uns. Die Schwierigkeit dieser Übung liegt darin, das Gleichgewicht auf einem Bein zu halten. Darin liegt aber auch der große Nutzen der

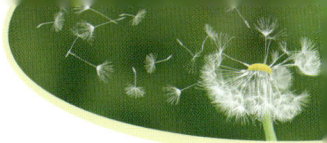

Stellung. Äußeres und inneres Gleichgewicht hängen nämlich eng miteinander zusammen. Die Übung dieser Stellung hat noch einen weiteren Vorteil: Sie dehnt den vorderen Oberschenkel – und dadurch verschwinden oft Probleme im unteren Rücken, da das Becken wieder gerade werden kann.

Sie stehen aufrecht, mit geradem Rücken, die Füße direkt nebeneinander. Stehen Sie gerade, aber entspannt, und atmen Sie tief und ruhig. Atmen Sie ein und heben Sie dabei das rechte Knie, bis Sie mit der rechten Hand den rechten Fußknöchel fassen können. Atmen Sie aus und ziehen Sie dabei den rechten Fuß hinter den Körper und heben Sie gleichzeitig den linken Arm gestreckt vor Ihrem Körper, bis in Schulterhöhe, sodass er parallel zum Boden steht.
Spüren Sie die Dehnung im Oberschenkel. Und denken Sie daran, auf Ihre Atmung zu achten. Immer auf ein Nasenloch.
Halten Sie die Stellung ungefähr eine Minute lang. Dann lösen Sie die Stellung und kommen wieder in die Ausgangsstellung zurück. Machen Sie dann die Übung auch auf der anderen Seite.

2. Stellung: Die Waage

Die Waage ist viel einfacher als der Tänzer. Sie ist die Gegenübung dazu. Diesmal werden die hinteren Oberschenkelmuskeln gedehnt. Auch das trägt dazu bei, dass sich das Becken ausrichten kann. Achten Sie bei dieser Übung unbedingt darauf, dass Ihr Rücken gerade bleibt!

Die Waage ist die Gegenübung zum Tänzer. Hierbei werden die hinteren Oberschenkelmuskeln gedehnt. Auch das trägt dazu bei, dass sich das Becken ausrichten kann.

Sie stehen aufrecht, mit geradem Rücken, die Füße direkt nebeneinander. Stehen Sie gerade, aber entspannt, und atmen Sie tief und ruhig. Atmen Sie ein und führen Sie Ihre Arme hinter den Rücken, wo Sie die Finger verschränken. Atmen Sie aus und beugen Sie sich langsam nach vorn. Ihre Arme strecken Sie nach hinten – das trägt dazu bei, dass Ihr Rücken gerade bleibt.
Spüren Sie die Dehnung und achten Sie auf Ihre Atmung – immer nur auf ein Nasenloch.
Halten Sie die Stellung ungefähr eine Minute lang. Dann lösen Sie die Stellung und kommen wieder in die Ausgangsstellung zurück.

3. Stellung: Das Dreieck

Das Dreieck macht die Wirbelsäule beweglicher und wirkt anregend auf Verdauung und Kreislauf. Achten Sie auf Ihre Dehngrenze und zwingen Sie sich zu nichts. Es hilft Ihnen beim Abnehmen nicht im Geringsten, wenn Sie sich eine Zerrung holen.

Beim Dreieck spüren Sie die Dehnung in der Flanke. Diese Übung macht zudem die Wirbelsäule beweglicher und wirkt anregend auf Verdauung und Kreislauf.

Sie stehen aufrecht, mit geradem Rücken, die Füße parallel und mindestens schulterbreit auseinander. Atmen Sie ein und heben Sie Ihren gestreckten rechten Arm seitlich nach oben.

Atmen Sie aus und beugen Sie sich nach links. Ihr Arm bleibt dabei gestreckt, und Sie blicken nach oben. Gleichzeitig gleitet Ihre linke Hand den linken Oberschenkel hinab – soweit es mühelos geht.

Spüren Sie die Dehnung in der Flanke. Achten Sie wieder auf Ihre Atmung und wechseln Sie dabei mit der Aufmerksamkeit von einem Nasenloch zum anderen.

Halten Sie die Stellung ungefähr eine Minute lang. Dann lösen Sie die Stellung und kommen wieder in die Ausgangsstellung zurück. Machen Sie dann die Übung auch auf der anderen Seite.

4. Stellung: Das Boot

Die Stellung des Bootes kräftigt vor allem Ihre Bauchmuskeln. Das wirkt sich sehr vorteilhaft auf Ihre Haltung aus. Außerdem hilft diese Stellung dabei, die Verdauung zu harmonisieren.

Wenn es Ihnen schwerfällt, die Übung eine Minute zu halten, weil Ihre Bauchmuskeln noch zu schwach sind, gehen Sie einfach wieder in die Ausgangsstellung zurück, atmen tief durch und machen die verkürzte Übung noch einmal.

Sie liegen auf dem Rücken, die Arme liegen entspannt neben dem Körper. Atmen Sie dreimal tief aus und ein.

Mit einer Ausatmung heben Sie die gestreckten Beine und gleichzeitig den Körper; nur Ihr Po bleibt auf dem Boden. Heben Sie die Arme und berühren Sie die Knie oder die Oberschenkel; je nachdem, wie beweglich Sie sind.

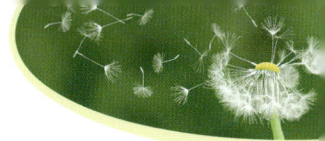

Spüren Sie die Spannung im Bauch und die Dehnung der hinteren Oberschenkelmuskeln. Vergessen Sie nicht, weiterhin auf Ihre Atmung zu achten und wechseln Sie dabei mit der Aufmerksamkeit von einem Nasenloch zum anderen.

Halten Sie die Stellung ungefähr eine Minute lang. Dann lösen Sie die Stellung und kommen wieder in die Ausgangsstellung zurück.

5. Stellung: Die Brücke

Die Brücke dehnt wieder die vorderen Oberschenkel – denn das ist die wichtigste Dehnung, um Rückenschmerzen zu vermeiden. Gleichzeitig kräftigt sie den Rücken.

Sie liegen entspannt auf dem Rücken. Winkeln Sie Ihre Beine an, so dass die Füße mit der ganzen Sohle auf dem Boden stehen. Ihre Hände liegen neben Ihren Oberschenkeln. Atmen Sie dreimal tief ein und aus.

Mit einem Ausatmen drücken Sie Fußsohlen und Hände gegen den Boden und heben gleichzeitig das Becken; möglichst so weit, dass Brust, Bauch und Oberschenkel auf einer Linie liegen. Heben Sie dann, wenn es geht, den Po noch etwas weiter an.

Spüren Sie die Dehnung im Rücken und in den vorderen Oberschenkelmuskeln. Achten Sie weiterhin auf Ihre Atmung. Immer abwechselnd auf ein Nasenloch.

Die Brücke dehnt die vorderen Oberschenkelmuskeln – das ist die wichtigste Dehnung, um Rückenschmerzen zu vermeiden. Gleichzeitig kräftigt sie den Rücken.

Halten Sie die Stellung ungefähr eine Minute lang. Dann lösen Sie die Stellung und kommen wieder in die Ausgangsstellung zurück.

6. Stellung: Das Krokodil

Die Krokodilstellung macht vor allem beweglicher. Die Wirbelsäule wird leicht verdreht, Blockaden werden gelöst, und der Stoffwechsel wird angeregt. Alles gute Gründe, es einmal mit einem Tier zu versuchen, dem wir sonst lieber aus dem Weg gehen.

Sie liegen entspannt auf dem Rücken und stellen die Beine auf. Ihre Hände liegen an den Hüften neben dem Körper. Atmen Sie ein paar Mal durch und entspannen Sie sich. Atmen Sie noch einmal ein, dann beginnt die Übung.

Atmen Sie aus und wenden Sie den Kopf langsam nach rechts und lassen Sie gleichzeitig die Beine nach links sinken – so weit es mühelos geht. Drücken Sie nicht nach und erzwingen Sie nichts!

Spüren Sie die Drehung im Rücken und Nacken. Sie achten natürlich immer noch auf Ihre Atmung. Immer abwechselnd auf ein Nasenloch. Und wenn die Gedanken abschweifen, kehren Sie einfach wieder zur Übung zurück.

Halten Sie die Stellung ungefähr eine Minute lang. Lösen Sie dann die Stellung, kommen wieder in die Ausgangsstellung zurück.

Dann wiederholen Sie die Übung zur anderen Seite.

7. Stellung: Das Kind

Wir haben mit der schwierigsten Stellung angefangen. Dafür hören wir aber auch mit der leichtesten auf. Die Stellung des Kindes ist wirklich kinderleicht. Hier können Sie noch einmal ganz entspannen und sich dafür besonders gut auf den Atem konzentrieren. Lassen Sie sich in den Fersensitz nieder. Wenn Sie Probleme mit den Knien haben, können Sie sich die Stellung erleichtern, indem Sie ein Kissen zwischen Po und Beine legen.

Die Stellung des Kindes ist wirklich kinderleicht. Hier können Sie für etwa eine Minute noch einmal ganz entspannen und sich besonders gut auf den Atem konzentrieren.

Atmen Sie dreimal tief ein und aus. Dann lassen Sie den Oberkörper langsam nach unten sinken, bis die Stirn den Boden berührt. Ihre Arme legen Sie neben dem Körper ab, mit den Handflächen nach oben.

Dabei ist wahrscheinlich kaum eine besondere Dehnung zu spüren. Aber Sie können sich in dieser Position besonders gut entspannen, wenn Sie nicht gerade Probleme mit den Knien haben. (Wenn das der Fall ist, legen Sie sich auf den Rücken und breiten die Arme aus.) Die Entspannung und die Atmung sind hier besonders wichtig. Denken Sie daran, sich immer abwechselnd auf ein Nasenloch zu konzentrieren. Bleiben Sie ungefähr eine Minute lang in der Stellung.

Dann beenden Sie langsam unser kleines Yogaprogramm und spüren noch ein bisschen nach. Wie fühlen Sie sich nun? Ist es nicht schon ein wenig stiller und ruhiger in Ihrem Geist geworden? Wenn Sie noch Zeit haben und noch tiefer entspannen wollen, dann drehen Sie sich einfach auf den Rücken und machen noch die Schlussentspannung.

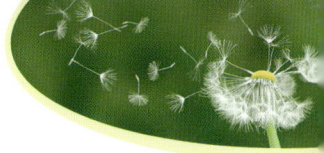

8. Die Schlussentspannung

Die folgende Schlussentspannung können Sie an Ihr Yogaprogramm hängen – aber Sie können sie auch unabhängig von Yoga üben.

Bei dieser Entspannungstechnik werden einfach nacheinander Muskeln angespannt und wieder entspannt. Das ist schon alles! Es sind immer drei Stufen: Sie spannen einen Muskel an, Sie halten die Spannung kurz und lassen dann los.

In der Anspannungsphase spannen Sie den Muskel oder die Muskelgruppe so fest wie möglich an. So fest Sie können.

In der Haltephase halten Sie die Spannung mindestens sieben Sekunden lang. Dabei ist ganz wichtig, dass Sie weiteratmen.

In der Entspannungsphase lassen Sie die Anspannung los und spüren ein paar Sekunden nach, wie sich die Entspannung im Muskel ausbreitet.

Sie legen sich also einfach auf den Rücken und gehen dann schrittweise alle Muskeln nacheinander durch.

Zum Anhören der Audio-Datei den Code scannen!

Die Übung ist so einfach, dass Sie sie auch ohne Anleitung üben können. Wenn Sie es sich jedoch noch leichter machen wollen, laden Sie einfach unseren **Audio-Download** »Stress loslassen« herunter.

Diese Entspannung können Sie auch unabhängig von Ihrem Yogaprogramm üben. Hierbei werden einfach nacheinander Muskeln angespannt und wieder entspannt.

ÜBUNG
PMR – Reihenfolge der Muskelanspannung und Entspannung

1. **Rechte Hand – rechter Arm**
2. **Linke Hand – linker Arm**
3. **Rechtes Bein**
4. **Linkes Bein**
5. **Gesicht**
6. **Nacken**
7. **Brust, Schultern und Bauch**
8. **Ganzer Körper**

Bei jedem Schritt: anspannen – halten – entspannen. Und immer weiteratmen!

Weniger Stress ist weniger Gewicht

Die Übungen, die Sie in diesem Kapitel kennengelernt haben, verbrennen nicht besonders viele Kalorien. Und dennoch werden Sie Ihnen dabei helfen, Gewicht zu verlieren.

Nur diese Übungen sind wahrscheinlich nicht genug – vor allem nicht dann, wenn es mit dem Abnehmen etwas schneller gehen soll. Aber unterschätzen Sie die Wirkung nicht. Lassen Sie sich darauf ein, und beobachten, wie Sie sich fühlen, nachdem Sie die Einstellungsveränderung und das Yoga-Programm gemacht haben.

Wenn Sie tatsächlich ausschließlich diese Übungen machen würden, würden Sie bereits abnehmen. Auf Dauer. Aber ganz allmählich. Wir wollen in diesem Buch jedoch schneller vorankommen. Also wird es gleich weitergehen. Und trotzdem: Die Übungen dieses Kapitels sind wichtiger als es vielleicht den Anschein hat! Gehen Sie also nicht über sie hinweg. Sie sind wirklich einfach genug – zu einfach für Ausreden!

Und es gibt außer den Übungen, die wir Ihnen in diesem Kapitel vorgestellt haben, noch etwas, das Sie tun können, um Stress abzubauen. Umgeben Sie sich einfach mit Menschen, die Sie mögen, und sprechen Sie mit ihnen. Wir kennen nichts, das besser gegen Stress hilft, als erfüllende Beziehungen.

Und es gibt noch etwas, das Sie tun können, um Stress abzubauen. Dazu müssen Sie überhaupt keine Übung machen: Umgeben Sie sich einfach mit Menschen, die Sie mögen, und sprechen Sie mit ihnen. Nicht über Gewichtsprobleme, nicht über Stress, nicht über belastende Dinge – aber führen Sie persönliche, freundschaftliche entspannte Gespräche mit Menschen, in deren Gesellschaft Sie sich wohlfühlen. Auf gesunde Weise »egoistisch« zu sein, bedeutet nämlich auch, dass Sie sich die Freunde wählen, die wirklich zu Ihnen passen. Wir kennen nichts, das besser gegen Stress hilft, als erfüllende Beziehungen.

Im nächsten Abschnitt wollen wir uns mit Ihrem Selbstvertrauen beschäftigen. Wenn Sie noch daran zweifeln, dass Sie Ihr Wunschgewicht erreichen können, dann ist das folgende Kapitel als zweiter Schritt ganz wichtig für Sie. Und danach wird es darum gehen, dass Sie sich ein ganz klares Ziel setzen.

Doch nun erst einmal zum Selbstvertrauen …

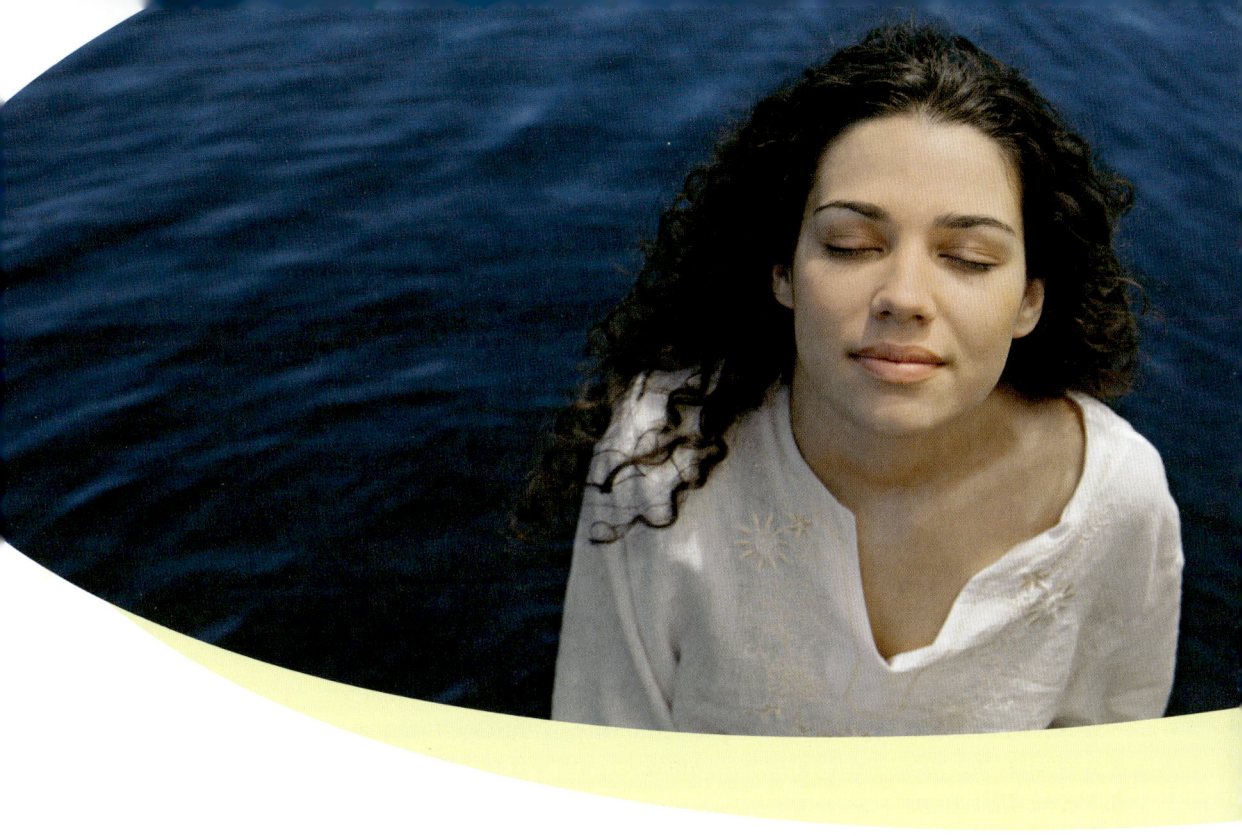

Der zweite Schritt:
Selbstvertrauen gewinnen

Der zweite Schritt der EGO-Diät beschäftigt sich ganz und gar mit der Entfaltung Ihres Selbstvertrauens. Selbstvertrauen ist die Voraussetzung dafür, dass Sie Ihren eigenen Weg entdecken können. Ein Stück weit bedeutet das auch, unabhängig zu werden von dem, was die Medien uns vorgaukeln, oder »gut gemeinten Ratschlägen« zu misstrauen.

Glauben Sie nicht anderen, glauben Sie sich selbst! Schenken Sie Ihren eigenen Gefühlen und Wahrnehmungen mehr Vertrauen als Patentrezepten. Für Erfolg, wie auch immer Sie ihn für sich definieren, brauchen Sie Selbstvertrauen. Wenn Sie darangehen, abzunehmen und sich schon vorher sagen: »Ach wahrscheinlich schaffe ich es wieder nicht ...« – dann machen Sie es sich sehr schwer. Ihr Unterbewusstsein wird versuchen, das Bild, das Sie von sich selbst und Ihren Möglichkeiten haben, nach allen Kräften umsetzen.

Nun könnte man auf die Idee kommen, das einfach umzukehren und mit »positivem Denken« ein starkes Selbstbewusstsein herzustellen. Doch das funktioniert nicht ganz so einfach. Wenn Sie sagen: »Klar – das schaffe ich problemlos!«, dann ist das natürlich etwas besser, als wenn Sie sich von vornherein selbst den Mut nehmen. Doch es sich einfach nur zu sagen, hilft noch nicht. Auch Menschen, die sich überhaupt keine Gedanken machen, sind oft sehr selbstsicher. Aber eben völlig zu Unrecht.

Echtes Selbstvertrauen bedeutet, dass Sie nicht einfach nur glauben, dass Sie alles ganz super hinbekommen, sondern dass Sie sich vertrauen. Wir sind davon überzeugt, dass Sie sich völlig zu Recht vertrauen können: Es wird Ihnen gelingen, Ihr Wunschgewicht zu erreichen.

Echtes Selbstvertrauen ist mehr als bloße aufgesetzte Selbstsicherheit. Selbstvertrauen heißt, dass Sie nicht einfach nur glauben, dass Sie alles ganz super hinbekommen, sondern dass Sie sich zutiefst vertrauen. Und Vertrauen ist nie leichtfertig.

Wir sind in der Tat absolut davon überzeugt, dass Sie sich völlig zu Recht vertrauen können: Es wird Ihnen wirklich gelingen, Ihr Wunschgewicht zu erreichen.

Menschen mit Selbstvertrauen

- *erleben wenig innere Konflikte.*
- *können sich schnell und klar entscheiden.*
- *lassen sich durch Kritik nicht leicht aus dem Gleichgewicht bringen.*
- *haben* Selbstachtung, *also Respekt vor der eigenen Person mit ihren Stärken, Schwächen und Möglichkeiten.*
- *haben ein* Selbstwertgefühl, *also das Gefühl, eine Bedeutung zu haben und wertvoll zu sein.*

Die letzten beiden Punkte sind dabei die wichtigsten.

Wenn Selbstachtung und Selbstwertgefühl vorhanden sind, werden sich auch Selbstsicherheit und Selbstvertrauen leicht verwirklichen lassen. Fehlen Selbstachtung und Selbstwertgefühl, wird Selbstvertrauen unmöglich sein. Die nach außen oder innen präsentierte Selbstsicherheit ist dann entweder sehr niedrig oder nur aufgesetzt, unecht und unzuverlässig. – Vielleicht finden Sie sich in den obigen Beschreibungen von »Menschen mit

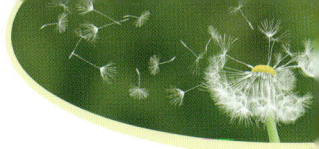

Selbstvertrauen« gar nicht wieder. Machen Sie sich keine Sorgen. Das ist ja verständlich, und wir haben das erwartet, da das meistens der Fall ist. Wenn Sie jetzt schon voller Selbstvertrauen wären, hätten Sie höchstwahrscheinlich kein Problem mit Ihrem Gewicht.

In diesem Kapitel geht es ja genau darum, wie Sie das Selbstvertrauen, das Sie völlig zu Recht haben können, auch wirklich wieder in sich entdecken!

Selbstvertrauen ist wichtig. Wer sich selbst vertrauen kann, ruht in sich, ist zufriedener mit seinem Leben und glücklicher. Und ganz bestimmt fördert Selbstvertrauen den Erfolg – wie auch immer die persönlichen Ziele aussehen mögen. Wer kein Vertrauen zu sich selbst hat, kann sich seiner Entscheidungen und seines Weges nicht sicher sein. Er wird zögern und sich oft selbst im Weg stehen.

Wer sich selbst vertrauen kann, ruht in sich, ist zufriedener mit seinem Leben und glücklicher. Und ganz bestimmt fördert Selbstvertrauen den ganz persönlichen Erfolg. Im Laufe dieses Kapitels haben Sie die Möglichkeit, etwas an ihrem zu geringen Selbstvertrauen zu verändern.

Dass Sie das wissen und es Ihnen einleuchtet, schafft natürlich noch kein Selbstvertrauen. Im Laufe dieses Kapitels haben Sie die Möglichkeit, etwas daran zu verändern. Um sich die Veränderungen klarzumachen, wäre es gut, wenn Sie jetzt eine kleine Bestandsaufnahme machen.

EXPERIMENT

Schreiben Sie einen kurzen Satz, von dem Sie meinen, dass er Sie und Ihr Selbstvertrauen beschreibt. Dieser Satz ist nur für Ihre Augen bestimmt: Also seien Sie dabei so offen und ehrlich wie nur möglich.

Selbstvertrauen ist realistisch

Die meisten Menschen, die über einen Mangel an Selbstvertrauen, Selbstachtung, Selbstwertgefühl und Selbstsicherheit klagen, sind davon überzeugt, dass sie sich realistisch betrachten. Geht es Ihnen vielleicht auch so? Das finden wir traurig – und natürlich irren Sie sich, wenn Sie glauben, dass ein geringes Selbstvertrauen realistisch wäre. Sie haben Ihr Bild von sich selbst auf Ihrer mentalen Landkarte nur sehr klein eingezeichnet. Deshalb können Sie gar nicht anders, als zu glauben, dass das die Wirklichkeit ist. Doch Ihre mentale Landkarte ist eben nicht die Realität. Und vor allem sind Ihre mentale Landkarte und das Bild, das Sie von sich selbst haben, veränderbar. Dazu müssen Sie sich nicht verändern. Sie sind schon völlig okay so, wie Sie sind. Auch wenn Sie ein paar Dinge, wie Ihr Gewicht, verändern *wollen*. Sie wollen es. Sie müssen es nicht, um ein starker, selbstbewusster Mensch zu sein.

Ein Grundsatz der EGO-Diät lautet, dass die Dinge okay sind, so wie sie sind. Und natürlich gehört dazu auch, dass Sie selbst okay sind, so wie Sie sind – inklusive aller Fehler und Unzulänglichkeiten, die nun einmal dazugehören, wenn man ein Mensch ist. Selbstvertrauen zu entwickeln bedeutet, dass wir uns selbst mehr Raum geben, indem wir selbstschädigenden Mustern den Wind aus den Segeln nehmen. Und das ist gar nicht so schwierig.

Erfolg ist eine Frage der inneren Einstellung: Wenn Sie lernen, sich selbst zu vertrauen, können Sie dabei nur gewinnen.

Lassen Sie uns zielorientiert vorgehen und ansehen, welche Denkmuster und Verhaltensweisen zu einem »kleinen« Selbstbild führen.

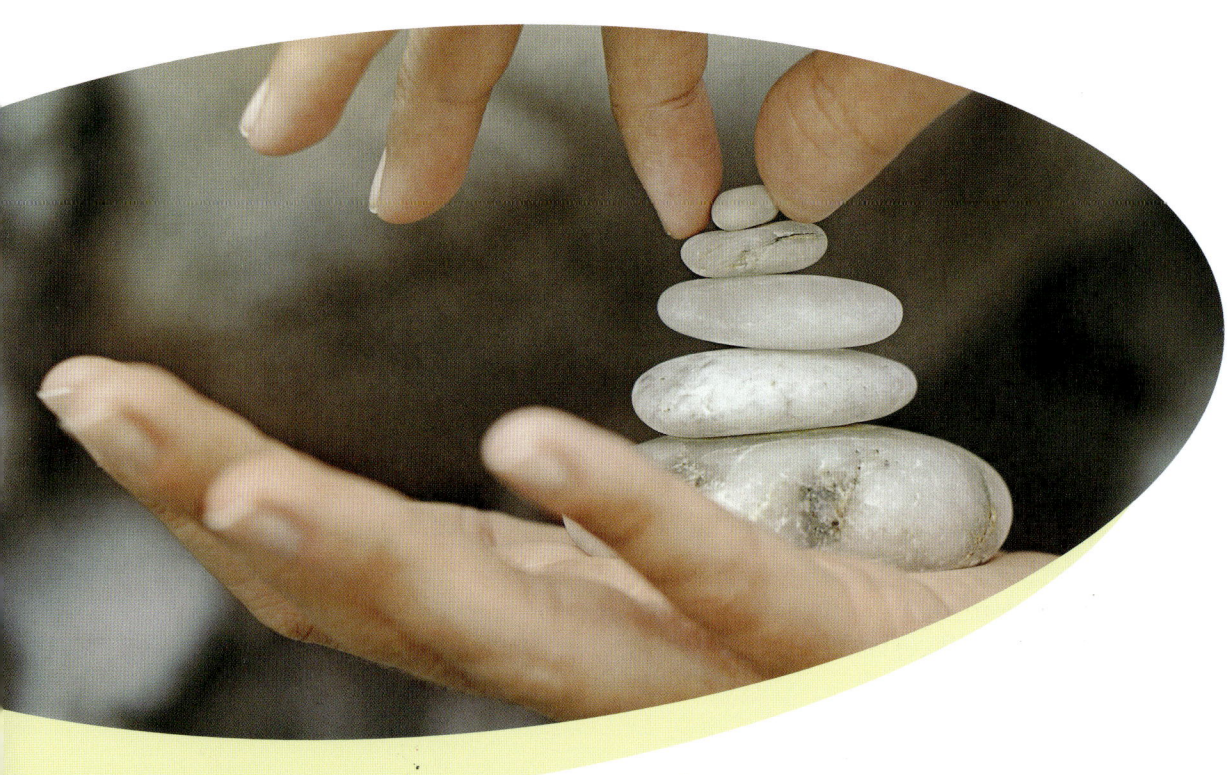

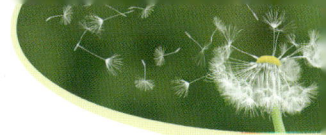

Einschränkende Glaubenssätze

»Ich bin ein Versager.«, »Ich bin unattraktiv.«, »Mir fehlt es an Willenskraft.«, »Niemand mag mich.«, »Ich kann nicht abnehmen.« – das sind ein paar Beispiele für Sätze, die sich Menschen immer wieder selbst vorsagen und an die sie glauben. Es gibt auch einschränkende Glaubenssätze, die sich auf das Essen beziehen: »Ich muss alles aufessen.«, »Ich muss fette Nahrungsmittel meiden.«, »Ich muss zwei Liter Wasser am Tag trinken.«, »Zucker ist böse.«, »Nach 18 Uhr essen macht dick.« Natürlich behindern Sie alle diese Glaubenssätze, Ihr Leben zu genießen, – und sie helfen kein bisschen, abzunehmen. Wer fest daran glaubt, ein Versager zu sein, wird sich kaum an anspruchsvolle Aufgaben wagen. Und selbstverständlich fördern solche Glaubenssätze nicht gerade Selbstachtung und Selbstwertgefühl. Im NLP gibt es einige Methoden, die an diesen Glaubenssätzen arbeiten.

> **Natürlich behindern Sie einschränkende Glaubenssätze, Ihr Leben zu genießen, – und sie helfen kein bisschen, abzunehmen. Im NLP gibt es einige Methoden, die an diesen Glaubenssätzen arbeiten.**

Einschränkende Glaubenssätze *sind Vorstellungen, die es erschweren, sich auf produktive Art und Weise zu verhalten. Diese Vorstellungen können sich auf die eigene Person, das Funktionieren der Welt oder andere Menschen beziehen. Sie sind meist unbewusst und werden nicht hinterfragt.*

Unbewältigte innere Konflikte

Mitunter sind Krisen aus früheren Lebensabschnitten nicht wirklich überwunden und schwelen unterhalb des Bewusstseins weiter. Das Bewusstsein erkennt diese Konflikte nicht direkt; es erfährt sie in unbestimmten Gefühlen wie Scham, Schuld und Selbstzweifeln – und in Verhaltensmustern, die zu Übergewicht führen.

»Unbewältigte Konflikte« hört sich vielleicht so an, als ginge es um ganz schlimme, schwerwiegende Erfahrungen, wie Missbrauch oder Grenzerfahrungen. In der Regel sind unbewältigte Konflikte aber weitaus weniger spektakulär – aber sie können dennoch große Auswirkungen haben. Vielleicht haben Ihre Eltern negativ über dicke Menschen gesprochen, aber gleichzeitig verlangt, dass Sie immer brav alles aufessen, was auf den Teller kommt. Oder es sind Schuldgefühle in Ihnen entstanden, weil Sie von hungernden Kindern gehört haben. All das kann innere Konflikte auslösen, die zu problematischem Essverhalten führen.

In diesem Buch werden Sie auch erfahren, wie Sie innere Konflikte auflösen können.

Mangelhafte innere Harmonie

Es ist gar nicht so selten, dass Menschen nur deshalb wenig Selbstachtung und Selbstsicherheit besitzen, weil sie die Fähigkeiten, die sie eigentlich haben, nicht sinnvoll koordinieren. Das häufigste Beispiel ist die Aktivität des »inneren Kritikers« bei kreativen Aufgaben: Der »innere Kritiker« ist ein sehr wertvoller Teil der Persönlichkeit, aber seine Aufgabe ist eben das »Runtermachen«. Auch der »innere Genießer« ist wichtig – wenn Sie ihn unterdrücken, wird er Mittel und Wege finden, sich durchzusetzen. Doch Sie haben es in der Hand, welche Ihrer Persönlichkeitsteile und welche inneren Kräfte Sie aktivieren.

Wir werden Ihnen zeigen, wie Sie mit gegensätzlichen Persönlichkeitsteilen sinnvoll umgehen – und Spaß dabei haben!

Wir glauben, was wir hören

Wir haben nicht zufällig die *einschränkenden Glaubenssätze* vorhin an erster Stelle genannt. Denn diese fatalen Glaubenssätze sind bei fast allen Menschen anzutreffen. Bei Menschen, die unter Gewichtsproblemen leiden, sind es oft solche, die sich auf das Essen und den eigenen Umgang

EXPERIMENT

Überlegen Sie einmal, wie Sie sich selbst sehen. Sie müssen jetzt keine Rolle spielen und niemandem etwas beweisen. Machen Sie sich ein inneres Bild davon, wie Sie sich sehen, und vergleichen Sie es mit dem Bild von Menschen, die Sie bewundern. Sehen Sie ein wenig kritischer hin, wenn Sie übergroß erscheinen – und lassen Sie sich nicht niederdrücken, wenn Sie sich klein vorkommen: Das wird sich ändern.

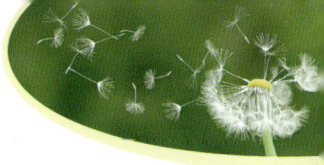

ÜBUNG
ABC

1. *Einschränkenden Glaubenssatz* finden und prüfen: Welche Gefühle löst das laute Sprechen des Glaubenssatzes aus?
2. Einen positiven Gefühlszustand verankern.
3. Sprechweise des *Einschränkenden Glaubenssatzes* verändern und den positiven Gefühlszustand abrufen.
4. Prüfen: Welche Gefühle löst das (normale) Sprechen des *Einschränkenden Glaubenssatzes* nun aus?

damit beziehen. Und immer sind sie auch eine Quelle der Unsicherheit und Unzufriedenheit.

Wir haben im vorigen Kapitel schon ein wenig über einschränkende Glaubenssätze gesprochen und versucht, Glaubenssätze, die Stress erzeugen, mit einer einfachen Übung zu neutralisieren. Lassen Sie uns das nun ein wenig vertiefen.

Die folgende, amüsante NLP-Technik kennen Sie ja bereits. Wir möchten nun noch etwas hinzufügen, das die Wirkung verstärkt. Die Übung, die einschränkende Glaubenssätze zumindest kurzfristig auflösen kann, heißt *Auditive Belief Change* (kurz ABC), also etwa *»Glaubensveränderung über das Gehör«*. Sie löscht die Verbindung zwischen dem Glaubenssatz und der negativen Einstellung.

1. Einschränkenden Glaubenssatz finden und prüfen

Es gibt sicherlich einige Glaubenssätze, die Sie behindern. Nehmen Sie den, der Ihnen als Erstes in den Sinn kommt – ob er sich nun auf Sie selbst bezieht oder auf Ihre Ernährungsgewohnheiten oder auf Ihre Einstellungen zum Essen.

Wir wissen aus Erfahrung, dass viele Menschen erst einmal blockiert sind, wenn man sie auffordert, einen solchen Satz zu formulieren. Das ist auch kein Wunder – das Unterbewusstsein wehrt sich! Das wird ihm aber nichts helfen. Wir machen es Ihnen leichter, indem wir Ihnen ein paar typische Glaubenssätze vorschlagen. Sehen Sie hin, welche Gefühlszustände diese

Sätze auslösen, wenn Sie sie laut aussprechen. Sie können nach und nach mit mehreren Glaubenssätzen arbeiten – aber vorerst nehmen Sie den, auf den Sie gefühlsmäßig am stärksten reagieren.

»Ich werde es nie schaffen, abzunehmen.«

»Ich bin unattraktiv.«

»Ich habe einfach kein Durchhaltevermögen.«

»Ich muss aufessen, was auf den Tisch kommt, auch wenn ich es immer wieder bereue.«

»Ich verliere beim Essen immer die Kontrolle.«

»Niemand mag mich, darum muss ich essen.«

»Essen hilft mir, mich besser zu fühlen.«

2. Einen positiven Gefühlszustand verankern

Am besten Sie verwenden dazu Ihren PKA, Ihren Persönlichen Kraft-Anker (siehe Seite 42). Falls Ihnen der jetzt nicht mehr gegenwärtig ist: Suchen Sie nach einer Situation in Ihrem Leben, in der Sie sich wirklich gut gefühlt haben. Stellen Sie sich diese Situation so intensiv vor, wie Sie können. Achten Sie darauf, dass Sie die Situation assoziiert erleben – also so, dass Sie selbst im Zentrum der Situation stehen und nicht nur Beobachter sind. Wenn Sie spüren, dass die positiven Gefühle in Ihnen aufsteigen, ankern Sie diesen kraftvollen Wohlfühlzustand. Am besten ist es, wenn Sie gleichzeitig über das Gehör und über die Bewegung ankern. Beispielsweise ballen Sie die Faust, strecken sie hoch und rufen »Ja!«. Wiederholen Sie diesen Vorgang ein paar Mal, bis der Anker »sitzt«.

Am besten ankern Sie den positiven Gefühlszustand gleichzeitig über das Gehör und eine Bewegung und machen ihn damit zum PKA. Ballen Sie beispielsweise die Faust, strecken Sie sie hoch und rufen »Ja!«.

3. Verändern Sie die Sprechweise Ihres Glaubenssatzes

Dabei gehen Sie in sieben Schritten vor. Zunächst sprechen Sie den Satz einmal ganz normal und spüren, was Sie dabei fühlen. Das ist sicher nichts Angenehmes. Doch das werden wir sogleich verändern.

In den folgenden Schritten sprechen Sie den Glaubenssatz jeweils in einem veränderten Tempo und einer veränderten Tonlage. Das wiederholen Sie jeweils fünfmal.

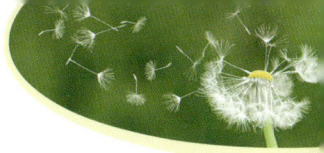

Nach jedem Durchgang rufen Sie Ihren PKA ab und lassen Sie die guten Gefühle in sich ein. Dann klatschen Sie in die Hände und öffnen Ihre Augen. Das dient dazu, in den normalen »Gegenwartszustand« zurückzukommen.

Nun können Sie weiter zum nächsten Schritt gehen.

Sprechen Sie den Satz:

1. Einmal in normalem Tempo mit normaler Stimme. Achten Sie ganz genau darauf, welche Gefühle das in Ihnen auslöst.

2. Fünfmal in schnellem Tempo und mit etwas höherer, »hysterischer« Stimme. PKA abrufen und die angenehmen Gefühle wahrnehmen. Dann in die Hände klatschen und die Augen öffnen. Die Augen wieder schließen.

3. Fünfmal langsam und mit absichtlich tieferer Stimme. PKA abrufen und die angenehmen Gefühle wahrnehmen. Dann wieder in die Hände klatschen und die Augen öffnen. Die Augen wieder schließen.

In fünf Schritten sprechen Sie Ihren einschränkenden Glaubenssatz jeweils in **anderem Tempo und anderer Tonlage. Und wahrscheinlich kommt er Ihnen danach dann einfach nicht mehr stimmig vor.**

Was Sie über sich selbst glauben, ist weder Zufall noch Schicksal: Denn Sie selbst haben es in der Hand, Ihre Perspektive zu ändern.

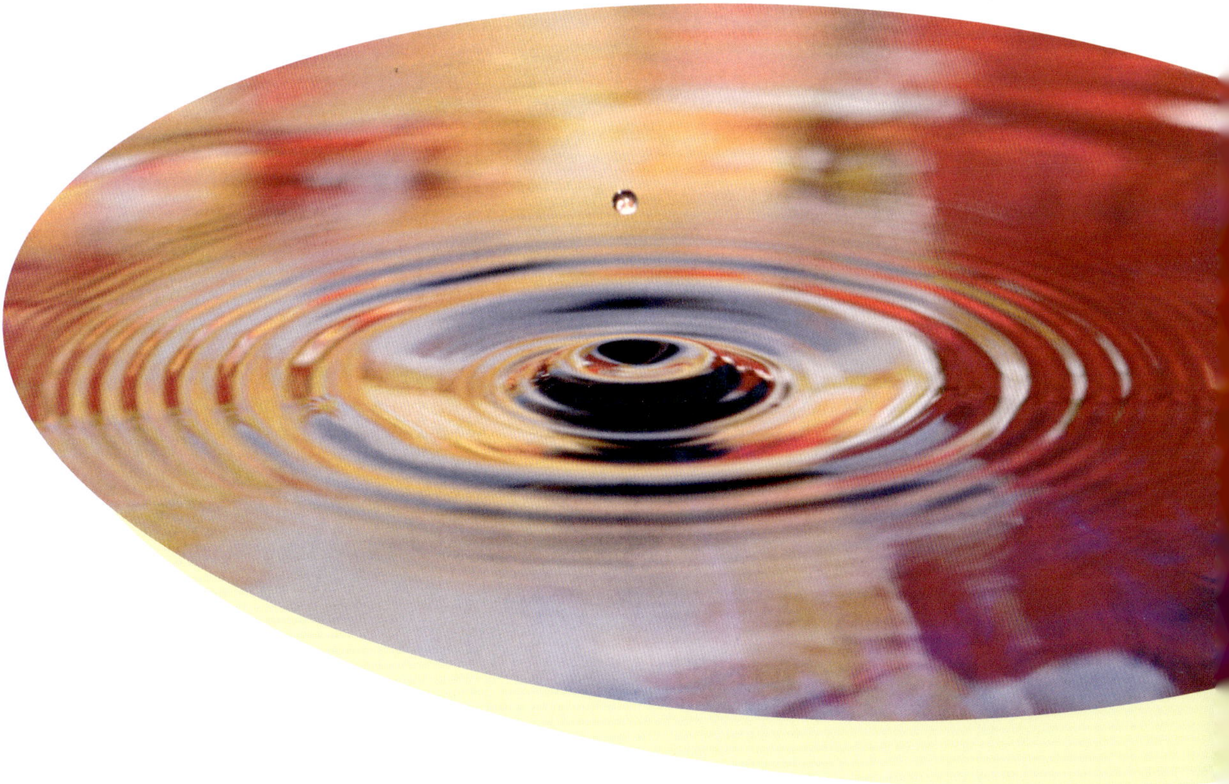

4. Fünfmal gaaanz laaangsaaam … und mit gaaanz tiefer Stimme. PKA abrufen und die angenehmen Gefühle wahrnehmen. In die Hände klatschen und die Augen öffnen. Dann die Augen wieder schließen.

5. Fünfmal gaaanz laaangsaaam …, aber mit Piepsstimme. In die Hände klatschen und die Augen öffnen. Die Augen wieder schließen. PKA abrufen und die angenehmen Gefühle wahrnehmen.

6. Fünfmal mit »Mickymaus-Stimme« und ganz schnell. PKA abrufen und die angenehmen Gefühle wahrnehmen. Dann in die Hände klatschen und die Augen öffnen.

7. Einmal ganz normal sprechen und darauf achten, wie Sie sich fühlen. Wahrscheinlich kommt Ihnen Ihr früherer einschränkender Glaubenssatz nun falsch und einfach nicht mehr stimmig vor. Die emotionale Beziehung zwischen dem Satz und Ihnen ist brüchig geworden!

4. Prüfen Sie die Veränderung

Stellen Sie sich nun eine Situation vor, in der Sie sich typischerweise Ihren einschränkenden Glaubenssatz vorgesagt haben. Taucht der Satz wieder auf? Oder kommt es Ihnen nun eher absurd vor, sich so etwas zu sagen? Welche Gefühle tauchen stattdessen auf?

Den Erfolg dieser Übung überprüfen Sie in einer Situation, in der Sie sich typischerweise Ihren einschränkenden Glaubenssatz vorgesagt haben: Es sollten nun eher die positiven Gefühle, die mit dem PKA verbunden sind, zu Bewusstsein kommen.

Wenn die Übung »gegriffen« hat, sollten Ihnen nunmehr eher die positiven Gefühle, die mit dem PKA verbunden sind, zu Bewusstsein kommen. Zwischen Ihrem früheren Glaubenssatz und Ihnen selbst ist die Verbindung gekappt – der Satz ist jetzt für Sie kein Glaubenssatz mehr und hat damit seine Macht über Sie verloren.

Sollte es beim ersten Mal noch nicht geklappt haben – machen Sie sich keine Sorgen. Machen Sie einfach im Buch weiter und wiederholen Sie diese Übung morgen oder übermorgen. Selbst dann, wenn Sie das Gefühl haben, dass Ihr Glaubenssatz Sie noch immer beeinflusst: Seine Wirkung wird auf jeden Fall abgeschwächt.

Natürlich scheint die Übung ein bisschen albern zu sein. Aber sie ist äußerst wirksam. Und sie ist doch wirklich leicht, oder? Also geben Sie sich einen Ruck und seien Sie ruhig etwas albern. Wenn's schlank macht …

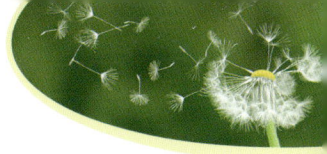

Das Selbstbild neu malen

Das Bild, das Sie sich von sich selbst machen, ist ganz etwas anders als ein Foto. Es beinhaltet Gefühle, Erinnerungen, Einstellungen und Motive. Das, was Sie »sehen«, wenn Sie sich ein Bild von sich selbst machen, ist durch all diese Gefühle, Einstellungen, Erinnerungen und Motive gefiltert.

Sie werden nun bald feststellen, dass Sie sich auch ganz anders sehen können. Das heißt aber nicht etwa: durch die rosarote Brille.

Bei der folgenden Übung verbessern Sie Ihr Selbstbild, so, dass es Ihnen Selbstvertrauen gibt und Sie motiviert.

Das klingt ein wenig kompliziert. Wir werden es Ihnen aber nun Schritt für Schritt erklären.

> **Ihr Bild von sich selbst ist durch Gefühle, Einstellungen, Erinnerungen und Motive gefiltert. Sie können sich aber auch ganz anders sehen: Mit der hier beschriebenen Übung verbessern Sie Ihr Selbstbild.**

Wenn Sie es sich noch leichter machen wollen, können Sie auch unseren **Audio-Download** »Selbstbild« herunterladen und der Übung einfach folgen.

Machen Sie es sich jetzt bequem. Legen Sie sich hin, schließen Sie die Augen und kommen Sie ganz bei sich an.

Richten Sie die Aufmerksamkeit ganz auf Ihren Körper. Nehmen Sie ihn so wahr, wie er jetzt ist. Bewerten Sie nicht. Spüren Sie Ihren Körper …, sein Gewicht … und wo er Kontakt mit der Unterlage hat.

Natürlich tauchen dann und wann Gedanken und Gefühle auf. Lassen Sie sie kommen und gehen. Vielleicht spüren oder hören Sie irgendwelche ab-

ÜBUNG
Selbstbild und Selbstvertrauen

Zum Anhören der Audio-Datei den Code scannen!

1. **Stellen Sie sich vor, Sie sähen sich selbst. Sie visualisieren Ihr aktuelles Selbstbild – mit allen Schwächen und unangenehmen Gefühlen.**
2. **Stellen Sie sich vor, wie Sie etwas tun, das Sie für gut und sinnvoll halten und was Ihnen Spaß macht.**
3. **Stellen Sie sich Ihr Idealbild vor. Sie visualisieren sich selbst, wie Sie gern wären – äußerlich und innerlich. Sie selbst, aber mit allen Ihren Stärken und Vorzügen.**
4. **Stellen Sie sich vor, wie diese Bilder miteinander verschmelzen. Dabei rufen Sie Ihren PKA ab.**

lenkenden Dinge – lassen Sie sie kommen, sehen Sie sich diese Eindrücke gelassen an und lassen Sie sie vorüberziehen.

1. Aktuelles Selbstbild visualisieren

Stellen Sie sich vor, dass Sie ein Bild von sich selbst betrachten. Ein Bild von sich, so, wie Sie sich jetzt sehen. Es ist ein Bild, das die Dinge, die Sie an sich selbst nicht so mögen, deutlich zeigt.

Das Bild schwebt in einem Rahmen vor Ihnen. Legen Sie Ihre linke Hand aufs Herz.

Sie sehen das Bild an und nehmen wahr, welche unangenehmen Gefühle und Gedanken diese Vorstellung in Ihnen auslöst. Vielleicht ist das nicht so angenehm, aber sehen Sie sich das Bild dennoch genau an. Vielleicht macht es Sie traurig, vielleicht ärgerlich oder wütend – lassen Sie zu, was in Ihrem Bewusstsein auftaucht.

Nehmen Sie dann die Farben aus dem Bild und machen Sie es ein wenig dunkler. Achten Sie darauf, wie das Ihre Gefühle verändert.

Sehen Sie sich das Bild noch einmal ganz genau an.

> **Stellen Sie sich zunächst ein Bild von sich selbst vor, so wie Sie sich jetzt sehen. Es ist ein Bild, das die Dinge, die Sie an sich selbst nicht so mögen, deutlich zeigt. Vielleicht ist das nicht so angenehm, aber sehen Sie sich das Bild dennoch genau an.**

Stellen sich nun vor, wie Sie das Bild aus dem Rahmen zur linken Seite schieben. Nehmen Sie Ihre linke Hand nun wieder von der Brust und schließen Sie die Hand zu einer lockeren Faust.

2. Tätigkeitsbild visualisieren

In dem Rahmen vor Ihnen visualisieren Sie nun ein neues Bild. In diesem Bild tun Sie etwas, was Sie gern tun und was Sie gut finden. Vielleicht machen Sie dort gerade Sport oder Musik oder Sie tanzen, gehen spazieren oder was auch immer Sie gerne tun oder gerne tun würden.

Sie sehen nun das Bild genau an und nehmen dabei wahr, welche guten Gefühle und Gedanken diese Vorstellung auslöst. Nehmen Sie sich genügend Zeit dafür.

Wenn Sie die positiven Gefühle spüren, legen Sie Ihre rechte Hand auf Ihr Herz.

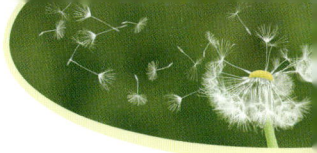

Sehen Sie sich das Bild genau an. Achten Sie darauf, welche angenehmen Gefühle es mit sich bringt. Vielleicht ist es ein Gefühl von Leichtigkeit und Kraft, vielleicht eine große Lebensfreude, vielleicht auch Sehnsucht.

Lassen Sie das Bild ein wenig heller werden und sehen Sie, wie die Farben intensiver werden und wie Ihre guten Gefühle damit ebenfalls stärker werden.

Sehen Sie sich das Bild ganz genau an.

Stellen sich nun vor, wie Sie das Bild aus dem Rahmen zur rechten Seite schieben. Dabei nehmen Sie Ihre rechte Hand wieder von der Brust und schließen die Hand zu einer lockeren Faust.

3. Ideal visualisieren

Der Bildrahmen vor Ihnen ist nun wieder frei. Auf der linken Seite steht Ihr negatives Selbstbild und auf der rechten Seite ein Bild, in dem Sie etwas tun, das Sie sinnvoll finden und das Ihnen Spaß macht.

In dem Rahmen vor Ihnen visualisieren Sie nun wieder ein neues Bild. In diesem Bild sehen Sie sich selbst, wie Sie gern wären. Natürlich haben Sie in diesem Bild Ihr Wunschgewicht. Aber das ist noch nicht alles. Sie sehen gut aus und haben eine gute Ausstrahlung – Sie lächeln, und man sieht Ihnen auf diesem Bild an, dass Sie sich rundum wohlfühlen.

Das etwas düstere Selbstbild steht nun auf Ihrer linken Seite, das positive Tätigkeitsbild auf Ihrer rechten Seite. Und zuletzt visualisieren Sie in dem leeren Bilderrahmen vor Ihnen Ihr Idealbild von sich, so wie Sie gerne wären.

Vielleicht fällt es Ihnen nicht auf Anhieb leicht, sich so ein Bild vorzustellen. Aber es ist ja nur ein Bild. Malen Sie es sich aus, so gut Sie können. Nehmen Sie sich ruhig Zeit dafür.

Sie sehen das Bild an und nehmen wahr, welche Gefühle und Gedanken diese Vorstellung auslöst. Lassen Sie die Gefühle und Gedanken kommen. Bewerten Sie sie nicht, denken Sie nicht darüber nach, halten Sie sie nicht fest. Nehmen Sie sie einfach nur wahr.

Dabei heben Sie Ihre rechte Hand, die zur Faust geballt neben Ihrer rechten Seite liegt, öffnen sie und legen sie auf Ihr Herz. Spüren Sie, wie die angenehmen Gefühle dabei kraftvoller werden.

Sehen Sie sich das Bild genau an. Achten Sie darauf, welche Gefühle es mit sich bringt. Die Sehnsucht, den Wunsch, so zu sein ... vielleicht aber auch

Zweifel, ob Sie es erreichen, möglicherweise Leichtigkeit und Kraft und Lebensfreude …
Lassen Sie das Bild ein wenig heller und farbiger werden und sehen Sie, wie die guten Gefühle damit ebenfalls stärker werden …
Sehen Sie genau hin.

Nehmen Sie Ihre rechte Hand nun wieder von der Brust und schließen Sie die Hand zu einer lockeren Faust.
Vertauschen Sie nun das Bild vor Ihnen mit dem Bild auf Ihrer linken Seite. Stellen Sie sich vor, wie Sie das Bild zur linken Seite schieben und dabei das Bild, das dort steht, wieder nach vorne kommt.

4. Bilder vereinen

Das Bild, das wir von der Welt haben, bestimmt unsere Wahrnehmung und unsere Gefühle. Ändern Sie die Bilder in Ihrem Kopf, und Sie ändern die Wirklichkeit.

Vor Ihnen steht nun das nicht so angenehme Selbstbild … Es ist etwas dunkel, und die Farben sind stumpf. Vielleicht tauchen wieder unangenehme Gefühle auf … Wenn Sie spüren,

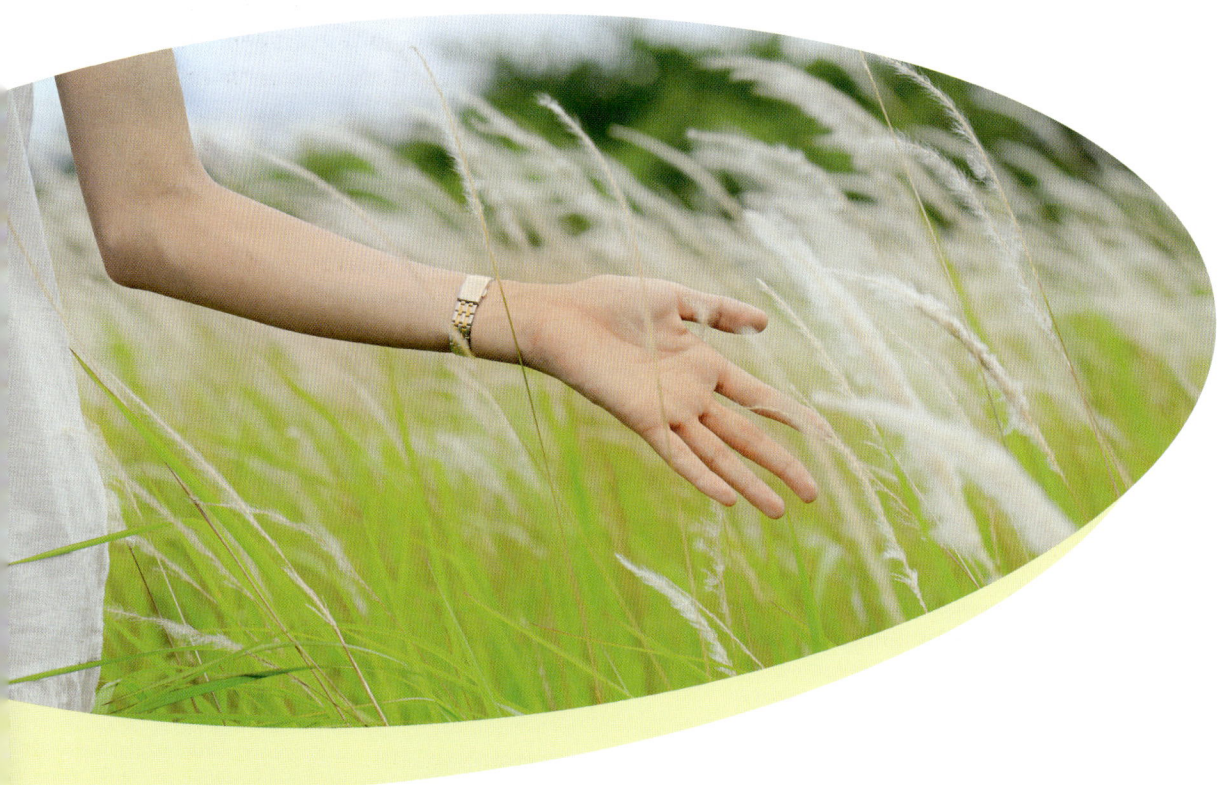

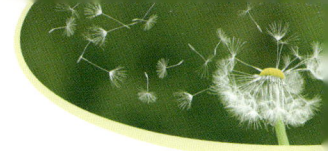

dass unangenehme Empfindungen auftauchen, holen Sie das Bild, das auf Ihrer rechten Seite steht und schieben es vor das dunklere Bild …
Spüren Sie, was dabei mit Ihren Gefühlen geschieht. Bewerten Sie nicht, denken Sie nicht darüber nach – nehmen Sie einfach wahr, was ist …

Holen Sie nun das Bild, das auf Ihrer linken Seite steht, und schieben dieses vor die anderen beiden. Ihre ganze Aufmerksamkeit ruht nun auf diesem farbigen, angenehmen Bild. Es ist etwas transparent und die anderen beiden scheinen ein wenig hindurch und bereichern es.
Spüren Sie, was dabei mit Ihren Gefühlen geschieht. Achten Sie darauf, weder zu bewerten noch nachzudenken. Sie nehmen einfach wahr, was ist …

Wenn Sie alle Bilder – Selbstbild, Tätigkeitsbild und Ideal – vereint haben, spüren Sie, wie Sie innerlich eins werden – Ihr Selbstbild enthält jetzt all das, was in Ihnen ist. Es entspricht Ihrem wahren Selbst, mit allen Fehlern, aber auch mit allen kraftvollen Eigenschaften.

Öffnen Sie nun Ihre beiden Hände und sehen Sie, wie diese sich wie von selbst aufeinander zu bewegen. Lassen Sie die Hände ganz langsam aufeinander zu kommen …, bis sie sich berühren.
Drücken Sie die Handflächen gegeneinander und spüren Sie, wie Sie innerlich eins werden – Ihr Selbstbild enthält jetzt all das, was in Ihnen ist. Es entspricht Ihrem wahren Selbst, mit allen Fehlern, aber auch mit allen kraftvollen Eigenschaften.
Lassen Sie die Gefühle aufsteigen und nehmen Sie sie nur wahr, ohne zu bewerten, ohne darüber nachzudenken.

Und nun beenden Sie die Übung langsam. Atmen Sie tief ein und aus. Lassen Sie den Atem kommen und gehen. Mit jedem Atemzug können Sie noch ruhiger und entspannter werden. Genießen Sie eine Weile die Entspannung und lassen Ihr Unterbewusstsein die Übung in sich aufnehmen.
Es ist nicht nötig zu verstehen und zu grübeln. Entspannen Sie sich einfach nur in dem Wissen, dass Ihr Unterbewusstsein nun mit allen Kräften nach Möglichkeiten sucht, Ihre Ziele, Ihr Wunschgewicht, Ihr Ideal immer mehr Wirklichkeit werden zu lassen und Ihnen immer dann, wenn Sie es benötigen, Anregungen und Hinweise gibt.
Tauchen Sie einfach noch ein wenig in das Wohlgefühl ein und kommen Sie dann langsam wieder in Ihr Alltagsbewusstsein zurück.

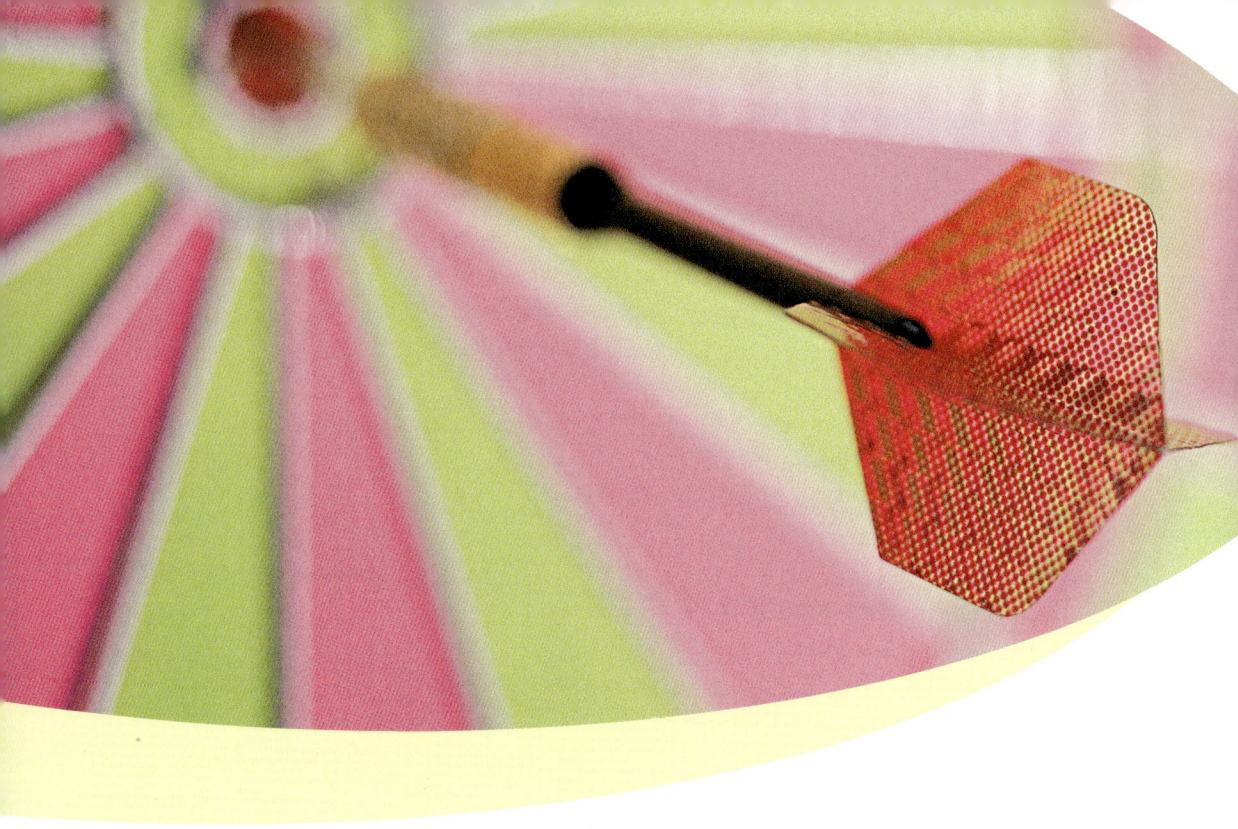

Der dritte Schritt:
Das Ziel ganz klarmachen

Wenn Sie Ihr Ziel nicht kennen, wird es sehr schwierig, es zu erreichen. Je besser Sie Ihr Ziel kennen und es im Unterbewusstsein verankert haben, desto leichter werden Sie hinkommen, wo Sie hinwollen. In der Castrol-Werbung heißt es: »Sag: Ich will …«, und dieser Slogan passt ganz gut zur EGO-Diät. Statt jedoch nur »Ich will« zu sagen, sollten Sie vor allem klären, *was* Sie eigentlich genau wollen. *Wohin* soll die Reise gehen? Passen Ihre Ziele zu Ihren wahren Sehnsüchten?

Natürlich ist es Ihr Ziel abzunehmen. Deshalb lesen Sie ja dieses Buch. Doch »Abnehmen« ist leider noch kein wirklich klares Ziel. Es tut uns leid, dass wir ein wenig darauf herumreiten müssen – aber es ist wirklich so,

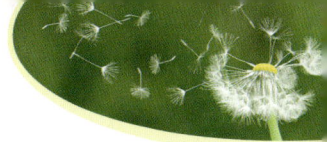

dass Sie es sich viel schwerer als nötig machen, wenn Sie sich nicht eingehend mit Ihrem Ziel beschäftigen.

Im Folgenden geht es deshalb zunächst einmal darum, wie Sie Ihre Ziele überprüfen und wie Sie Ihre Ziele so klar formulieren, so dass es völlig stimmig ist. Ja, Ihr Wille sagt: »Ich will abnehmen!« Wenn aber Ihre innersten Gefühle etwas anderes sagen, wird es schwierig. Wir wollen jedoch, dass das Abnehmen leicht wird!

Wenn Sie Ihr wertvolles, stimmiges Ziel für sich geklärt haben, ist es damit aber leider immer noch nicht erreicht. Das wissen Sie sicherlich aus eigener Erfahrung. Sie müssen sich in Bewegung versetzen und handeln.

Die Kraft, die Sie in Bewegung versetzt, ist Motivation. Schon ein wirklich wertvolles Ziel und ein starker Wunsch, beispielsweise der Wunsch, endlich abzunehmen, können ein gutes Motiv sein – aber oft trägt es nicht.

Deshalb besteht die zweite Phase darin, die Zielmotivation zu verstärken. Darüber werden wir im nächsten Kapitel sprechen. Dort werden wir Ihnen zeigen, wie Sie sich mit NLP so stark motivieren, dass Sie von Ihrer Motivation in Bewegung versetzt werden und gar nicht anders können, als aktiv auf Ihr Ziel zuzugehen.

Die dritte Phase ist dann das konkrete Handeln. Sie bewegen sich auf Ihr Ziel zu. Nun geht es um das »Wie«. Wie überwinden Sie Hindernisse, wie den »inneren Schweinehund« oder mangelndes Selbstvertrauen? Das alles

> **Ein wertvolles Ziel und ein starker Wunsch wie der Wunsch, endlich abzunehmen, können ein gutes Motiv sein – aber oft trägt es nicht. Darum besteht die nächste Phase darin, die Zielmotivation zu verstärken.**

Die drei Phasen des Erfolges

1. Das Ziel klären
2. Motiviert handeln wollen
3. Handeln

Diese drei Phasen bauen aufeinander auf – und alle drei sind für Erfolg entscheidend. Wer kein Ziel hat, weiß nicht, wohin er sich bewegen soll. Wer das Ziel kennt, braucht Motivation, um sich auf das Ziel zuzubewegen. Durch das motivierte, zielgerichtete Handeln entsteht Erfolg.

werden wir Ihnen in den nächsten Kapiteln zeigen, wo Sie »Werkzeuge« kennenlernen, die Sie auf Ihrem Weg einsetzen können, um alle Hindernisse aus dem Weg zu räumen.

Wünsche sind keine Ziele

Es ist gar nicht so selten, dass Menschen Wünsche mit Zielen verwechseln. Träume und Wünsche sind etwas Wunderbares und haben eine große Kraft. Wenn Sie sich etwas aus ganzem Herzen wünschen und fest daran glauben, dass Ihr Wunsch in Erfüllung geht, ist das gar nicht schlecht. Damit wird die Wahrscheinlichkeit, dass es in Erfüllung geht, schon mal ein Stück größer. Doch je mehr Sie zur Erfüllung beitragen können, desto größer wird die Wahrscheinlichkeit, dass Ihr Wunsch Wirklichkeit wird – denn jeder Wunsch richtet Ihr Unterbewusstsein auf die Wunscherfüllung aus. Sie werden eher Chancen wahrnehmen und nutzen.

Wenn Sie sich etwas aus ganzem Herzen wünschen und fest daran glauben, dass Ihr Wunsch in Erfüllung geht, wird die Wahrscheinlichkeit, dass der Wunsch in Erfüllung geht, schon ein Stück größer.

Ein Wunsch ist wie ein Samenkorn eines Zieles. Aber Wünsche sind eben noch keine Ziele. Ziele entstehen erst daraus. Und Ziele sind noch viel mehr und viel kraftvoller. Wenn Ihr ganzes Wesen in Einklang mit einem Ziel kommt, fällt Ihnen der nächste Schritt, der Sie auf das Ziel zubewegt, schon viel leichter.

Wünsche, die selbst schon das Ziel sind, haben wenig Kraft. Wenn Sie sich wünschen abzunehmen, ist das ein Anfang. Aber Sie wissen ja selbst nur zu gut, dass Sie dadurch allein kaum an Gewicht verlieren werden. Wünsche, die in Erfüllung gehen sollen, beginnen mit angenehmen Vorstellungen. Und dann geht es weiter: Sie bleiben nicht bei der Vorstellung, abzunehmen, stehen. Sie werden konkreter. Sie setzen sich ein Ziel.

Warum erfüllte Wünsche nicht befriedigen

Vielleicht meinen Sie, dass es zwar nicht realistisch ist, aber doch schön wäre, wenn Ihre Wünsche sofort erfüllt würden. Doch das ist gar nicht so großartig, wie man sich das im ersten Moment vorstellt. Beispielsweise dann, wenn man die Folgen nicht bedacht hat. Stellen Sie sich vor, Sie

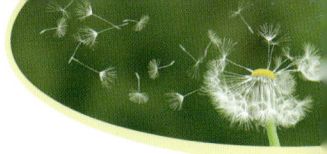

schnippen mit den Fingern und haben 15 Kilo verloren. Jetzt können Sie gar nicht aus dem Haus gehen, weil Ihnen die Hosen rutschen. Okay, das wäre vielleicht das kleinste Problem. Wichtiger ist dagegen, dass ein Wunsch, der sich einfach so erfüllt, furchtbar unbefriedigend ist. Sofort nach seiner Erfüllung tritt im Kopf eine große Leere ein, die sofort wieder gefüllt wird. Und zwar mit neuen Wünschen.

Denn es gibt noch ein Problem: Der Wunsch bezog sich auf eine Veränderung der Äußerlichkeit, aber nicht auf das Wesentliche. Wenn Sie mit einem Mal schlank wären, würde Sie das vielleicht kurz erfreuen – aber es hätte ja nicht Ihre Essmuster verändert. Auch bei so einer »Zauber-Diät« würde sich ganz schnell der Jo-Jo-Effekt einstellen.

Würden unsere Wünsche sofort erfüllt, wäre das gar nicht so großartig, wie man sich das vielleicht vorstellt. Denn für das Gefühl der Befriedigung am Ziel braucht es unbedingt auch einen dorthin selbst beschrittenen Weg.

Viel effektiver ist es auf längere Sicht, dass Sie sich etwas wünschen, was Sie *tun* können, einen eigenen *Weg*. Dann entwickelt sich Ihr Wunsch zu einem *Ziel*, und die Wunscherfüllung wird zu einem *Erfolg*, der Sie befriedigt und Sie wirklich weiterbringt.

Ein Ziel, das befriedigt, beruht auf Ihren Werten

Bevor wir uns Ihr persönliches konkretes Ziel genau ansehen und einen Weg dorthin finden, wäre es gut, wenn Sie sich einmal kurz Gedanken über das machen, was hinter allen Zielen steht, die Ihnen Befriedigung verschaffen können: Ihre persönlichen *Werte*.

Werte *sind erstrebenswerte, persönliche Eigenschaften oder Qualitäten, die Sie nicht wegen etwas anderem schätzen, sondern die in sich selbst wertvoll für Sie sind. Jeder Mensch hat ganz persönliche Wertvorstellungen.*

Ihr Ziel wird dann erfüllend und befriedigend für Sie sein, wenn es mit Ihren Werten übereinstimmt. Der charakteristische Unterschied von Werten und Zielen besteht darin, dass Werte immer *in Bewegung* sind – Sie können

EXPERIMENT

einen Wert nicht erreichen, sondern ihn nur immer wieder verwirklichen. Ziele sind dagegen Stationen, an denen sich Werte besonders deutlich verwirklichen.

Werte liegen unserem gesamten Handeln zugrunde; in allem was wir tun, zeigen sich unsere Werte. Schon bei so alltäglichen Dingen, wie einem Einkauf im Supermarkt, zeigt sich das: Jemand, für den der Wert »Sparsamkeit« eine wichtige Rolle spielt, wird anders einkaufen, als jemand, dem Werte wie »Qualität« oder »Gesundheit« etwas Besonderes bedeuten.

Doch obwohl Werte eine so wichtige Rolle spielen, fällt es vielen Menschen nicht so leicht, ihre Werte spontan zu benennen.

Es gibt zwei Grundsituationen, in denen Sie sich Ihrer Werte besonders deutlich bewusst werden können:

1. Wenn einer Ihrer Werte missachtet wird und

2. wenn einer Ihrer Werte verwirklicht wird.

Mögliche persönliche Wertvorstellungen

Abenteuer	Freiheit	Kreativität	Schönheit
Aktivität	Freude	Lehren	Selbstständigkeit
Ansehen	Freundschaft	Leistung	Sicherheit
Begeisterung	Frieden	Lernen	Spaß
Bewegung	Gemeinschaft	Liebe	Spiritualität
Dienen	Gerechtigkeit	Macht	Toleranz
Ehrlichkeit	Gesundheit	Menschlichkeit	Veränderung
Einfachheit	Glück	Mut	Verantwortung
Einzigartigkeit	Harmonie	Ordnung	Wahrheit
Erfüllung	Herausforderung	Offenheit	Weisheit
Erkenntnis	Humor	Religion	Weltverbesserung
Fähigkeit	Individualität	Ruhm	Würde

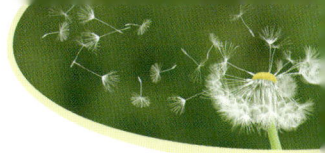

ÜBUNG

Sehen Sie sich einmal die Werte in der nebenstehenden Liste an. Überprüfen Sie sie ganz kurz auf ihre Bedeutung für Ihr Leben, indem Sie sich Situationen ins Gedächtnis rufen, wo der betreffende Wert missachtet bzw. verwirklicht wurde. Wenn Sie für einen Wert sowohl starke negative Reaktionen bei seiner Missachtung als auch starke positive Reaktionen bei seiner Verwirklichung finden, spielt dieser Wert eine zentrale Rolle in Ihrem Leben. Wenn Sie einen Stift zur Hand haben, unterstreichen Sie diesen Wert.

Natürlich gibt es viel mehr Werte, als in der Liste stehen. Wenn Sie einen anderen persönlichen Wert finden, schreiben Sie ihn dick dazu!

Wenn beispielsweise »Mut« ein wichtiger Wert für Sie ist, werden Sie auf Feigheit wahrscheinlich ziemlich negativ reagieren. In einer Situation, in der Sie Mut beweisen konnten, werden Sie sich großartig fühlen.

Vielleicht hat Ihnen das Werte-Erforschen schon eine Überraschung beschert? Das Verdeutlichen der eigenen Werte kann sehr interessante Einsichten bringen: Vielleicht erkennen Sie, dass Sie einige Ihrer zentralen Werte in Ihrem Leben bislang vernachlässigt oder überhaupt nicht berücksichtigt haben. Das könnte eine Quelle von Unzufriedenheit, Leere – oder Übergewicht sein!

Das Ziel in Form bringen

Wir haben es schon einmal angesprochen, aber es kann gar nicht oft genug gesagt werden, weil es so wichtig ist: Je besser Sie Ihr Ziel kennen, desto leichter wird es Ihnen fallen, es zu erreichen.

In der Regel denken Menschen natürlich, dass sie ihre Ziele durchaus gut kennen. Vielleicht denken Sie ja auch, dass es doch völlig klar ist – vor allem in diesem Buch: Ihr Ziel ist abzunehmen. Sie werden aber noch sehen, dass Ihnen Ihr Ziel gar nicht wirklich so klar ist, wie Sie glauben. Das ist fast immer so. Es herrschen meist sehr ungenaue Vorstellungen über die Beschaffenheit eines Zieles.

Auf unserem Weg zum Wunschgewicht ist die genaue Zielbestimmung von größter Bedeutung. Ein Ziel, das klar beschrieben wird, ist ein *»wohlgeformtes Ziel«*.

Ein wohlgeformtes Ziel ist ein Ziel, das klar strukturiert und daher durch zielgerichtetes Handeln erreichbar ist. Dass das Ziel eine »Form« hat, bedeutet, dass es aus Sinneseindrücken, Gefühlen, Gedanken, Vorstellungen und Erwartungen aufgebaut ist. Ein »wohlgeformtes Ziel« hat eine Form, die besonders motivierend ist, die Kraft verleiht und zum Handeln anregt.

Die Methode der strukturierten Zielbestimmung ist extrem hilfreich – nicht nur beim Abnehmen, sondern bei allen Zielen, die Sie sich setzen wollen. Eigentlich liegt es ja auf der Hand: Wenn Sie etwas wollen, ist es gut zu wissen, *was* Sie denn eigentlich *genau* wollen!

Wir werden uns dieses strukturierte Vorgehen nun Schritt für Schritt ansehen. Im Buch nimmt das einige Seiten in Anspruch. Die Schritte sind jedoch ganz logisch, und Sie werden Sie schnell verinnerlicht haben. Sind Sie erst einmal damit vertraut, werden Sie immer dann, wenn Sie etwas vorhaben, ganz natürlich die Schritte zu Ihrem Ziel durchgehen. Es ist einfach ein gutes Gefühl, nicht im Nebel herumzutappen, sondern seine Ziele klar und deutlich vor sich zu sehen!

Nun werden wir uns die einzelnen Schritte genauer ansehen, damit Sie sich wirklich konkret vorstellen können, wie Sie bei der SZB vorgehen. Als Beispiel haben wir natürlich gewählt: *»Ich will abnehmen.«*

1. Was ist das Ziel?

Die erste Zielsetzung ist in der Regel noch zu wenig konkret. Was bedeutet im Beispiel »Ich will abnehmen«? – Wie viel wollen Sie abnehmen? Hun-

ÜBUNG
Strukturierte Zielbestimmung (SZB)

1. **Was ist das Ziel?**
2. **Verwirklicht das Ziel wirklich meine Werte?**
3. **Woran erkenne ich, dass ich mein Ziel erreicht habe?**
4. **Was hat sich durch das Ziel in meinem Leben verändert?**
5. **Was brauche ich noch, um mein Ziel zu erreichen?**
6. **Hält mich noch etwas auf?**

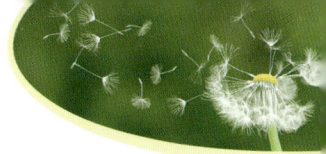

dert Gramm? Oder hundert Pfund? Auch wenn es sehr banal klingt: Wenn Sie Ihr Ziel nicht konkret benennen, können Sie niemals feststellen, ob Sie es auch erreicht haben!

Ein gutes Ziel muss folgende Grundeigenschaften haben:

- Es muss konkret sein
- Es muss positiv formuliert sein und darf keine Vergleiche beinhalten
- Es muss einen festen Zeitrahmen haben
- Es muss durch eigene Kompetenz erreichbar sein

Positiv formulieren

Wichtig ist, dass Sie Ihr Ziel positiv formulieren. Wenn Sie sagen »Ich will nicht mehr so fett sein«, machen Sie es sich selbst ziemlich schwer, weil Sie immer das im Kopf behalten müssen, was Sie eben dort nicht mehr haben wollen! Besser ist: »Ich will schlank werden.«

Noch besser: »Ich *werde* schlank sein.« Denn Sie wollen ja nicht nur den Wunsch haben, das zu erreichen, sondern es *tatsächlich* erreichen!

Keine Vergleiche

Ein weiterer Fehler, der beim Zielformulieren oft auftritt, sind Vergleiche. Wenn Sie schlank sein möchten, ist es nicht so gut, sich als Ziel zu setzen: »Ich will schlanker sein.« Denn es stellt sich automatisch, wenn auch in der Regel unbewusst, die Frage: »Schlanker als wer oder was?« Meist ist gemeint »schlanker als ich es jetzt bin« – womit wir beim selben Problem wie bei den negativen Formulierungen

Verwenden Sie nicht den Komparativ bei der Formulierung Ihres Abnehmziels. Sagen Sie also nicht »schlanker« oder »leichter«. Denn das bedeutet meist:»schlanker, leichter als ich jetzt bin«, und so fixieren Sie Ihr Bild von sich selbst als zu dick im Kopf.

wären: Um feststellen zu können, ob Sie schlanker werden, müssen Sie Ihr Bild von sich selbst als zu dick im Kopf behalten. Lassen Sie das besser sein! Besser ist: »Ich werde schlank sein.«

Der Zeitrahmen

Zu der Frage »Was ist das Ziel?« gehört auch der Zeitrahmen! Wenn Sie Ihr Ziel ohne einen Zeitrahmen (also wann Sie Ihr Ziel erreicht haben wollen) formulieren, sind Sie möglicherweise immer auf dem Weg zu Ihrem Ziel, kommen aber nie dort an! Wenn Sie heute sagen: »Ich will irgendwann einmal 10 Kilo weniger wiegen«, stimmt das auch noch in 50 Jahren. Sagen Sie: »Ich werde spätestens auf Janettes Sommerfest 10 Kilo weniger wiegen«, können Sie an dem Tag, an dem das Fest stattfindet, feststellen, ob Sie Ihr Ziel erreicht haben, oder nicht. So bekommen Sie eine wertvolle Rückmeldung.

Eigene Kompetenz

Ganz wichtig ist schließlich, dass Sie Ihr Ziel durch eigene Kompetenz erreichen können; das heißt »Ich werde abnehmen« und nicht: »Ich will, dass meine Freundinnen neidisch auf meine Figur sind«. Geben Sie nicht die Kontrolle aus der Hand! Sie können sich selbst verändern; Sie können sich auch als Ziel setzen, etwas zu tun, das die Wahrscheinlichkeit erhöht, dass Menschen anders reagieren – aber es ist kein selbstbestimmtes Ziel, sich zu wünschen, dass Menschen anders sind, als sie nun einmal sind!

Wenn Ihr gestecktes Abnehm-Ziel zu weit in der Zukunft liegt, ist auch der Erfolg in zu weiter Ferne. Teilen Sie ein solches Fern-Ziel in kleinere Abschnitte auf, damit Sie schneller Erfolgserlebnisse bekommen.

In unserem Beispiel wäre also eine gute Antwort auf »Was ist das Ziel?«: *»Ich werde auf Jeanettes Sommerfest xx Kilo wiegen, stolz auf mich sein und mich mit meinem Gewicht wohlfühlen.«*

In unserem Beispiel ist das Ziel relativ nah – es liegt höchstens ein Jahr in der Zukunft. Das könnte aber schon zu fern liegen. Für die Zielbestimmung macht das erst einmal nicht so viel aus. Doch dieses Fern-Ziel müssen Sie später in kleinere Abschnitte aufteilen, damit Sie schneller Erfolgserlebnisse bekommen. Und natürlich sollte das Ziel überhaupt in dem gesteckten Zeitrahmen erreichbar sein. Wenn das Fest nächste Woche stattfindet und Sie zehn Kilo weniger wiegen wollen, können Sie sich ausrechnen, dass Sie frustriert sein werden!

Praxis **Das Aufteilen eines großen, in einiger Ferne liegenden Ziels in Unterziele klingt so selbstverständlich – und doch denken viele Menschen einfach nicht daran und verlieren ihre Motivation, weil das große Ziel zu weit entfernt ist. Wenn Sie ein Fernziel in kleine Unterziele gliedern, sorgen Sie dafür, dass Sie mehr Erfolgserlebnisse und damit mehr Motivation haben!**
Ganz einfach deshalb, weil die Unterziele in erreichbarer Nähe liegen.

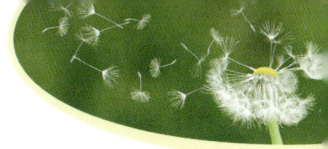

2. Verwirklicht das Ziel wirklich meine Werte?

Natürlich verwirklicht jedes Ziel, das Sie sich setzen, irgendeinen Ihrer Werte. Dennoch ist es wichtig, dass Sie sich bewusst machen, *welche* Werte ein bestimmtes Ziel verwirklicht. Denn wenn Ihnen das klar ist, wird Ihnen eventuell ebenfalls klar, dass das gesetzte Ziel Ihre Werte möglicherweise nicht besonders effektiv repräsentiert.

Schlanke Menschen spielen in der Werbung eine große Rolle. Es wird vermittelt, dass schlanke Menschen erfolgreich, beliebt, fröhlich und zufrieden mit ihrem Leben sind. Wenn Sie nun vor allem abnehmen wollen, um von ihren Freunden geliebt und geschätzt zu werden, wird Ihnen möglicherweise klar, dass es zahlreiche andere, weitaus effektivere Wege gibt, diese Werte zu verwirklichen. Ist Wertschätzung Ihr zentrales Ziel, werden Sie vielleicht mit Abnehmen dazu beitragen, wenn Sie starkes Übergewicht haben. Aber eine perfekte Bikinifigur zu haben, mag zwar erstrebenswert sein (und bestimmte Werte erfüllen), doch mehr Wertschätzung von anderen

Sie können Ihr Ziel ganz mühelos erreichen, wenn Sie genau wissen, wohin Sie wirklich wollen. Und dann brauchen Sie nur noch sehr kleine Schritte zu tun.

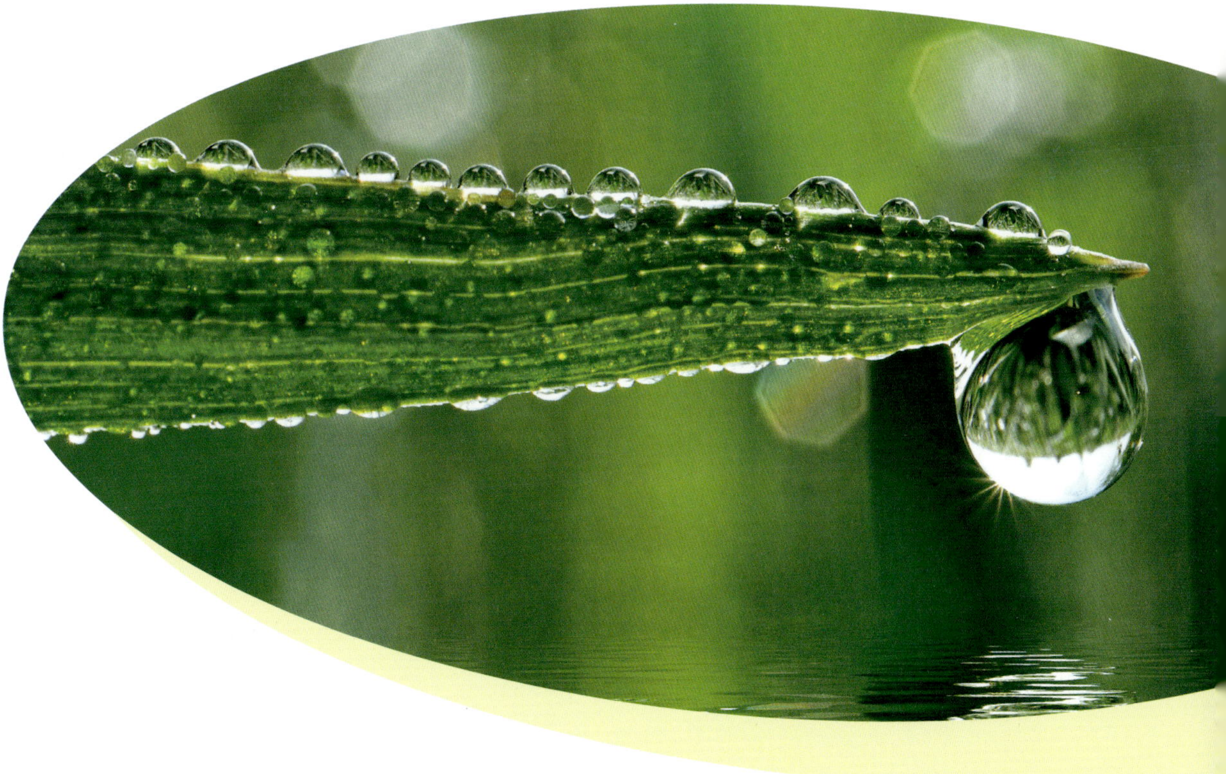

Menschen werden Sie dadurch kaum bekommen. Sie sind ein wertvoller Mensch. Menschen schätzen Sie, weil Sie Sie selbst sind, nicht weil Sie ein bestimmtes Gewicht haben.

Ein Beispiel für die Verwirklichung Ihrer eigenen Werte durch Ihr Ziel könnte sein: *»Dadurch, dass ich mein Wunschgewicht erreiche, verwirkliche ich ein paar meiner zentralen Werte, nämlich Mut, Gesundheit und Selbstständigkeit.«*

3. Woran erkenne ich, dass ich mein Ziel erreicht habe?

Sie haben jetzt immerhin schon bestimmt, was genau Sie als Ziel betrachten, wann Sie es erreichen, und welche Ihrer Werte es verwirklicht. Fühlt sich das nicht schon gut an?

Jetzt wollen wir klären, wie Sie feststellen können, ob Sie Ihr Ziel erreicht haben. Vielleicht lachen Sie über diese Frage. Sie scheint auf den ersten Blick zu leicht zu beantworten. Wir wollen es aber ganz genau wissen – das Ziel soll in absoluter Klarheit im Bewusstsein und im Unterbewusstsein verankert werden.

Machen Sie sich dazu erst einmal klar,

- was Sie in dem Moment, an dem Sie an Ihrem Ziel ankommen, tun,
- wo Sie gerade sind,
- was Ihnen in diesem Moment durch den Kopf geht,
- welche Gefühle Sie in dem Augenblick bewegen, in dem Sie Ihr Ziel erreichen.

Stellen Sie sich den Zielzustand möglichst genau, in allen Einzelheiten, vor. Und zwar *mit allen Sinnen*! Sehen, hören, fühlen Sie den Zielzustand, als ob er schon eingetreten wäre.

In unserem Beispiel könnte die Antwort lauten: *»Ich bin auf Jeanettes Sommerfest. Ich sehe mich in der Fensterscheibe gespiegelt und freue mich über meine Figur. Ich sehe, wie mich Leute, die mich eine Weile nicht gesehen haben, verwundert ansehen, und ich lächle. Ich fühle mich großartig und freue mich über Komplimente und bin stolz auf mich. Ein warmes wohliges Gefühl steigt in mir auf, und ich bin voller Zufriedenheit mit dem, was ich geschafft habe.«*

Experiment

Nehmen Sie sich ein paar Sekunden Zeit, um nachzuspüren: Wie fühlt es sich an, dass Sie Ihr Ziel klarer vor Augen haben?

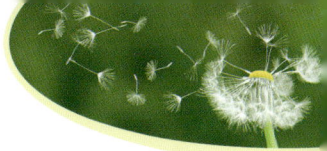

4. Was hat sich durch das Ziel in meinem Leben verändert?

Ein Ziel, das überhaupt nichts Neues in Ihr Leben bringt, ist es wohl kaum wert, irgendwelche Mühe dafür aufzuwenden. Wenn Ihr Ziel rein gar nichts für Sie verändert, ist schon eine Fingerbewegung zu viel Aufwand dafür. Machen Sie sich deshalb ganz klar, was sich in Ihrem Leben verändert haben wird, wenn Sie Ihr Zielgewicht erreicht haben.

Möglicherweise bemerken Sie erst, wenn Sie sich diese Frage stellen, dass sich eigentlich gar nichts verändert – außer, dass die Waage eine andere Zahl zeigt und Ihre Kleidung nicht mehr sitzt. Wenn sich aber nichts oder nur sehr wenig verändert, können Sie überlegen, ob es sich deswegen wirklich lohnt, oder ob Sie sich vielleicht lieber andere Ziele setzen.

Wenn Ihr Ziel nichts für Sie verändert, ist schon eine Fingerbewegung zu viel Aufwand dafür. Machen Sie sich deshalb ganz klar, was sich in Ihrem Leben verändert hat, wenn Sie Ihr Zielgewicht erreicht haben.

In unserem Beispiel könnte sich beispielsweise Folgendes verändert haben: *»Ich merke, dass ich mich viel wohler fühle. Ich habe auch keine Probleme mehr mit den Knien und keuche nicht mehr, wenn ich die Treppe hochgehe. Der Kleiderkauf ist auch viel leichter geworden. Jetzt kann ich wieder mit meinem Lieblingssport anfangen. Nicht zuletzt genieße ich mein Selbstvertrauen und traue mir mehr zu. Das lohnt sich!«*

5. Was brauche ich noch, um mein Ziel zu erreichen?

Um effektiv an Ihr Ziel zu gelangen, ist es wichtig, dass Sie sich Gedanken darüber machen, welche **Ressourcen,** also welche Fähigkeiten und Kräfte Sie dafür benötigen.

Ressourcen *sind in der Psychologie Fähigkeiten, Eigenschaften, Erfahrungen, Kenntnisse – also alles, was Menschen einsetzen können, um ihre Ziele zu erreichen.*

Für jede Ressource, die Sie brauchen, suchen Sie – am besten sofort – entsprechende positive Erfahrungen, Kenntnisse und Fähigkeiten in Ihrer Vergangenheit. Das heißt, Sie überlegen einfach, wo Sie das, was Sie benötigen, schon einmal erfolgreich verwendet haben.

EXPERIMENT

Vielleicht haben Sie den Eindruck, dass Sie nicht über die Ressourcen verfügen, die Sie benötigen. Es gibt ein schnelles Mittel, um das zu überprüfen. Formulieren Sie die Ressource, die Sie suchen, als Eigenschaftswort. Beispielsweise wird »Geduld« zu »geduldig«, »Fleiß« zu »fleißig«, »Ausdauer« zu »ausdauernd« usw.
Stellen Sie sich die Frage: »War ich denn wirklich *niemals* [hier setzen Sie das Eigenschaftswort ein]?«
Es kommt tatsächlich nur äußerst selten vor, dass man diese Frage mit »Ja« beantwortet. In der Regel werden Sie also die gesuchte Ressource irgendwo in Ihrer Vergangenheit finden! Und das bedeutet: Diese Ressource ist in Ihnen!

Einer unserer Grundsätze lautet: *»Jeder Mensch verfügt über alle Ressourcen, die er benötigt.«* Das klingt zwar erst einmal ein wenig übertrieben – doch wenn Sie darüber nachdenken, können Sie feststellen, dass dieser Grundsatz fast immer zutrifft.

In unserem Beispiel könnte die Antwort lauten: »Ich brauche: Zeit, um die Übungen zu machen; Durchhaltevermögen, um nicht vorzeitig aufzugeben; Optimismus und Neugier auf etwas Neues.«

6. Hält mich noch etwas auf?

Das ist die abschließende Frage, die Ihnen zeigt, ob Sie wirklich bereit für Ihr Ziel sind, oder ob es noch etwas zu klären gibt, bevor Sie sich auf den Weg machen. Beispielsweise könnte Ihnen im Verlauf der SZB klar geworden sein, dass Sie erst einmal an den dafür wichtigen Ressourcen arbeiten sollten, bevor Sie sich auf den Weg zu Ihrem Ziel machen.

In unserem Beispiel könnte die Antwort dann lauten: *»Bevor ich mit dem Abnehmen anfange, muss ich erst einmal Stress abbauen und lernen, mich zu entspannen. Das setze ich mir als erstes Ziel. Danach kann ich mich dann daranmachen, mein Wunschgewicht mit weiteren Übungen anzustreben.«*

Aber natürlich kann Ihnen auch klar geworden sein, dass Sie nichts mehr aufhält, dass Ihnen tatsächlich nichts mehr im Weg steht und Sie nun beginnen sollten, zu handeln.

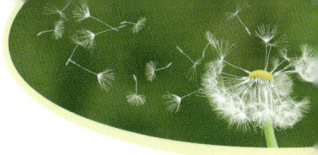

In unserem Beispiel wäre die Antwort dann: »*Es gibt keinen Grund, nicht jetzt schon damit zu beginnen, meinem Ziel entgegenzugehen. Ich will mir noch heute mein Ziel ganz genau ansehen und die ersten Übungen auf Seite 30 und 42 in diesem Buch ausprobieren.*«

Ihr Ziel ist greifbar

Sie haben den ersten wichtigen Schritt geschafft: Ihr Ziel steht Ihnen nun klar vor Augen. Sie sind mit dem Ziel vertraut, und es ist weit über das Stadium bloßen Wünschens hinausgewachsen. Wahrscheinlich wissen Sie nun auch viel mehr als vorher über Ihr Ziel. Und sicher sind Sie jetzt auch noch motivierter, Ihr Ziel anzugehen! Fühlt sich das nicht schon ausgesprochen gut an?

Dann können wir uns jetzt auf den Weg zu Ihrem Wunschgewicht machen.

Die Zielmotivation verstärken

Einige Motivatoren sind anscheinend bei fast allen Menschen gleich: So sind motivierende innere Bilder in der Regel heller und farbiger, als nicht motivierende. In dem folgenden Experiment (siehe Seite 86) wollen wir einmal mit Ihnen durchgehen, wie Sie vorgehen können, um Ihre Motivation für Ihr Ziel zu erhöhen. Mit unserem **Audio-Download** »Fantasiereise zur Leichtigkeit« können Sie Ihre Fähigkeit, innere Bilder zu sehen, entwickeln. Mit einer solchen Motivationsverstärkung können Sie bereits viel erreichen. Beispielsweise können Sie sich damit für ein regelmäßiges Workout oder für Yogaübungen motivieren. Das ist wichtig. Denn Abnehmen allein ist ja nicht abendfüllend. Das sollte nebenbei geschehen – während Sie Ihr Leben aktiver, erfüllter und entspannter gestalten!

Zum Anhören der Audio-Datei den Code scannen!

Belohnungen verstärken die Motivation!

Eine gute Motivation bringt Sie in Gang, aber mitunter kommt es vor, dass die Motivation dann allmählich wieder nachlässt. Das Ziel ist noch nicht erreicht und noch ein ganzes Stück weit entfernt. Der Tatendrang schläft ein. Psychologen nennen das »Frustration« – das Nicht-Erreichen eines gesetzten Zieles ist eine Enttäuschung. Wenn man nun fortwährend enttäuscht

EXPERIMENT
Die Motivation für ein Ziel verstärken

1. *Suchen Sie sich ein Ziel, das zeitlich naheliegt* – so dass Sie es heute oder morgen erreichen können. Dann können Sie schnell feststellen, ob die Übung funktioniert hat! Beispielsweise ein Workout machen, einen langen Spaziergang, eine Yoga-Sitzung, einen Fastentag … oder etwas ganz anderes.

2. *Machen Sie sich ein Bild von dem Ziel und dem Weg dorthin.* Wie in der vorigen Übung versuchen Sie nun, vor Ihrem inneren Auge einen Film ablaufen zu lassen, der Sie zeigt, wie Sie auf Ihr Ziel zugehen und es erreichen.

3. *Verändern Sie wichtige Sinneswahrnehmungen.* Versuchen Sie, Ihren inneren Film etwas heller zu machen und mehr Farbe in das Bild zu bringen. Vergrößern Sie das Bild, sodass es Ihr Gesichtsfeld ausfüllt. Lassen Sie zu Ihrem inneren Film eine leise harmonische Musik in einem mittleren Tempo erklingen. Verbinden Sie mit dem Bild nun das Gefühl einer leichten Entspannung, einer freien Atmung und einer leichten körperlichen Bewegung.

4. *Wiederholen Sie den inneren Film mehrfach.* Lassen Sie den Film mehrfach ablaufen, und fügen Sie Ihre persönlichen Motivatoren hinzu.

5. *Kommen Sie ins Hier und Jetzt zurück.* Öffnen Sie Ihre Augen, blicken Sie um sich, und atmen Sie tief durch und klatschen Sie in die Hände.

6. *Testen Sie Ihre Motivation für das gewählte Ziel.* Denken Sie an Ihr Ziel. Spüren Sie, dass das Ziel Sie jetzt stärker anzieht und aktiviert, so dass Sie den Drang verspüren, zu handeln? Wenn das nicht der Fall ist, sollten Sie noch einmal zu Schritt 3 zurückkehren und die Motivation weiter verstärken. Wenn Sie jetzt jedoch tatsächlich gerne handeln würden – tun Sie's!

wird, wird allmählich der Gedanke an das Ziel mit einem negativen Gefühl (der Enttäuschung) verbunden – das Ziel erscheint weniger attraktiv, die Motivation sinkt auf den Nullpunkt.

In dem Abschnitt über die Grundsätze (Seite 30ff.) haben Sie ja schon erfahren: Es gibt *kein Scheitern*, sondern *nur Feedback*. Das ist natürlich zu allgemein, um unmittelbar hilfreich zu sein. Praktisch angewandt kann das so aussehen: Sie machen es sich leichter, indem Sie mögliche Frustrationen so klein halten, dass sie zwar als Feedback und Wegweiser dienen, aber nicht demotivierend wirken!

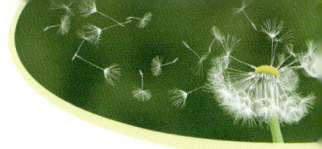

Mit einem kleinen, beinahe selbstverständlichen »Trick« geht das ganz einfach: Teilen Sie Ihr Ziel immer in Teilziele auf! Denn damit ein Ziel motivierend auf Sie wirkt, brauchen Sie Belohnungen. Nur bei ganz extrem motivierenden Zielen bleibt die Motivation auch nach Frustrationen so hoch, dass es immer noch so lohnend erscheint, dass Sie auf Ihrem Weg bleiben. Wenn Sie Ihr Ziel in kleinere Teilziele aufteilen, haben Sie immer wieder ein kleines

Machen Sie es sich leichter, und sorgen Sie für Erfolgserlebnisse – indem Sie Ihr großes Ziel in kleinere und damit leicht erreichbare Unterziele aufteilen.

Erfolgserlebnis, wenn Sie ein Teilziel erreichen. Mit der »Strategie der kleinen Schritte« erfahren Sie nach jedem kleinen Schritt eine Belohnung in Form von Befriedigung.

Die Teilziele müssen dabei nicht immer gleich sein, und Sie müssen nicht einmal von Anfang an alle Teilziele kennen! Wichtig ist nur, dass jedes Sie Ihrem großen Ziel ein Stückchen näher bringt. Durch viele kleine, einfache Schritte können Sie auch die größte und schwierigste Strecke überwinden.

Praxis **Motive sind das, was Sie in Bewegung versetzt. Einige Motive versetzen Sie in Bewegung in Richtung Kühlschrank, Fastfoodrestaurant oder Supermarkt. Andere bewegen Sie in Richtung körperliche Aktivität, Entspannung und seelische Erfüllung. Verstärken Sie Ihre Zielmotivation für sinnvolle Ziele. Und mit dem umgekehrten Vorgehen können Sie auch die ersteren Motive ein wenig abschwächen: Machen Sie die inneren Filme, die mit diesen Motiven verbunden sind, etwas dunkler und matter – und diese Motive werden ein wenig von ihrer Macht über Sie verlieren!**

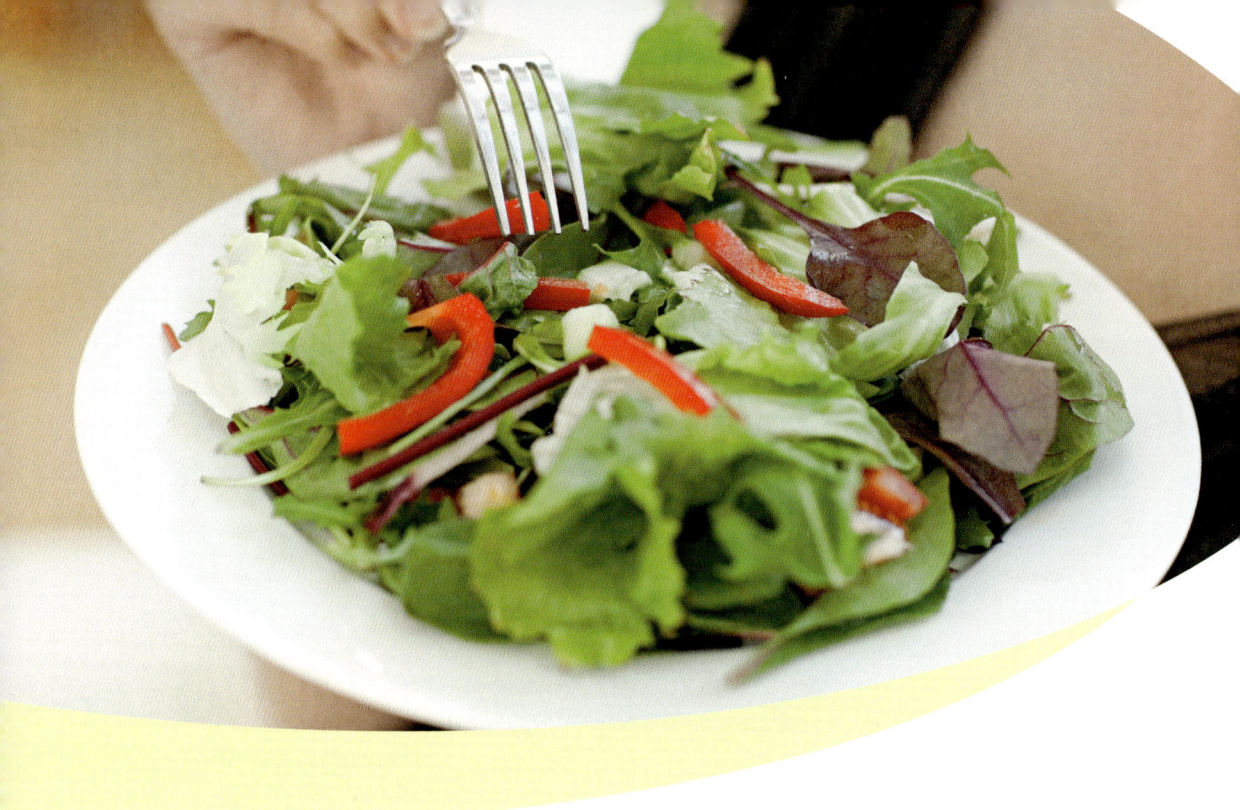

Der vierte Schritt:
Ess-Strategien verändern

Wenn Sie bis hierher mit dem Buch gearbeitet haben, dürften Sie schon erste kleine Erfolge erlebt haben. Und das gilt nicht nur für Ihr Gewicht – bestimmt haben sich noch wesentlichere Dinge geändert: Sie sind weniger gestresst, haben sich selbst gegenüber ein besseres Gefühl und sind hoch motiviert, Ihr Ziel, das Ihnen klar vor Augen steht, zu erreichen.

Mit dem, was Sie bisher gelernt haben, können und werden Sie abnehmen. Das heißt aber nicht, dass es nicht *noch* besser geht. Sie haben vielleicht festgestellt, dass manche Gewohnheiten, bei aller Motivation, nicht so leicht abzulegen sind.

Diese Gewohnheiten sollten wir uns einmal genauer ansehen. Erinnern Sie sich an das Grundprinzip der EGO-Diät? Es lautet: *»Denk an Dich!«*

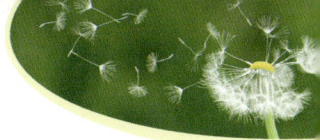

Aber was heißt das? Wer ist dieses »Ich«? Damit Ihr Ich seinen Namen wirklich verdient, sollten Sie Handlungen, die automatisch ablaufen, umprogrammieren. Statt auf Autopilot zu schalten, sollten Sie dazu übergehen, wieder selbst zu entscheiden. Statt sich leben zu lassen, selbst leben. Dazu ist es nötig, dass wir einen klaren Blick auf unsere Strategien werfen, denn meist sind es keine Einzelhandlungen, die unsere Probleme verursachen, sondern ganze »Handlungspakete« – oder eben »Strategien«.

Eine Strategie *ist ein zielorientierter Handlungsrahmen, der die Schritte auf ein Ziel hin festlegt. Die Reflexion über das Ziel ist kein Bestandteil der Strategie.*

Praktisch jedes Verhalten – zum Beispiel die Gewohnheit, automatisch zu Snacks für den Fernsehabend zu greifen – folgt einer bestimmten Strategie. Diese Strategien und ihre Konsequenzen sind uns kaum oder gar nicht bewusst. Und das ist bei manchen Essstrategien genau das Problem. Strategien laufen Schritt für Schritt ab. Manche dieser Strategien führen uns zu Verhaltensweisen, die uns stören und die wir uns kaum erklären können – wir tun etwas, was wir eigentlich gar nicht tun wollen. Es ist, als ob uns ein heimlicher Verführer in unmerklichen Schritten beeinflusst.

Es gibt ja vieles in unserem Geist, was unbewusst abläuft. Das ist sogar das Allermeiste. Unbewusste Vorgänge werden uns nicht direkt bewusst. Indirekt jedoch spüren wir die Ergebnisse unbewusster Abläufe: als plötzliche Eingebungen, Ideen, Gefühle oder Verhaltensweisen. Es ist wie bei einer »Black Box«: Auf der einen Seite kommt etwas hinein und kommt bearbeitet auf der anderen Seite heraus. Doch was in der »Black Box«, also unserem Unterbewusstsein geschieht, das sehen wir nicht.

> **Fast jedes unserer Verhaltensmuster folgt einer bestimmten Strategie. Diese Strategien und ihre Konsequenzen sind uns kaum oder gar nicht bewusst,** was bei manchen Essstrategien genau das Problem ist.

Doch es gibt Möglichkeiten, indirekt etwas über unbewusste Abläufe zu erfahren. Und manche unterbewussten Prozesse sind durch Achtsamkeit leicht aufzudecken. Dazu gehören Strategien.

So ein Aufdecken einer Strategie ist natürlich kein Selbstzweck. Diese Vorgehensweise ist nämlich sehr hilfreich, wenn Sie etwas verändern wollen. Wenn Sie mit der Strategie vertraut sind, nach der eine Gewohnheit abläuft, die Sie gerne abstellen wollen, sehen Sie schnell, an welcher Stelle

EXPERIMENT

Überlegen Sie sich irgend eine Tätigkeit, die Sie häufiger ausführen. Und nun gehen Sie deren gesamten Ablauf schrittweise durch. Es geht weniger darum, was Sie äußerlich sichtbar tun, sondern vor allem um die mentalen Vorgänge.

Nehmen wir als Beispiel den Griff zur Chipstüte beim Fernsehen. Das könnte so aussehen: »Mir kommt kurz der Gedanke daran, dass die Chipstüte neben mir steht – dabei stelle ich mir den Geschmack und das Gefühl auf der Zunge vor – ich spüre, wie sich der Geschmack ausbreitet und ein kurzes angenehmes Gefühl der Befriedigung auslöst – ich habe kurz den Gedanken an Kalorien und ein kleines Schuldgefühl – ich wimmle diese Gedanken aber schnell ab ...«.

Probieren Sie das doch gleich einmal mit einer Ihrer persönlichen Verhaltensweisen aus. Aber seien Sie nicht ganz so kurz wie in unserem Beispiel, sondern achten Sie auf Einzelheiten der Wahrnehmung – auf Geruch, Tastsinn, das, was Sie sehen, das, was Sie genau fühlen und denken ...

Veränderungen notwendig und möglich sind und welche Teile der Strategie das alte Verhalten aufrechterhalten. Nicht zuletzt erfahren Sie schon ziemlich viel über sich selbst, wenn Sie Ihre Strategien kennen.

Praxis **Sehen Sie auch im Alltag immer wieder nach, wie Sie tun, was Sie tun. Decken Sie Ihre Motivations-, Ihre Demotivations- und Ihre Kaufstrategie (vor allem beim Kauf der Nahrungsmittel!) auf.**

Wie mache ich das eigentlich?

Es gibt eine zentrale Frage, die Sie sich stellen können, wenn Sie eine Strategie aufdecken wollen. Und die lautet: *Wie mache ich das?* Diese Frage kann ganz überraschende Einsichten vermitteln, vor allem dann, wenn Sie sie auf Verhaltensweisen anwenden, bei denen Sie diese Frage bislang nie gestellt haben.

- Wie mache ich es, frustriert zu sein?
- Wie überrede ich mich dazu, etwas zu tun, was ich nicht tun will?
- Wie gelingt es mir, zuzunehmen, obwohl ich abnehmen will?
- Wie schaffe ich es, das Zuviel-Essen aufrechtzuerhalten?

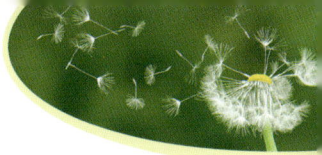

ÜBUNG
Strategie-Planung

1. **Klären Sie Ihr Ziel. So, dass es ganz deutlich vor Ihren Augen steht.**
2. **Gehen Sie Ihre alte Strategie Schritt für Schritt durch.**
3. **Überlegen Sie sich eine neue Strategie – die befriedigend ist und Ihr Ziel berücksichtigt.**
4. **Gehen Sie die neue Strategie ganz bewusst durch und verankern Sie sie in Ihrem Unterbewusstsein.**
5. **Prüfen Sie die neue Strategie.**

Wenn Sie Ihre Strategie aufgedeckt haben, ist das natürlich nur der erste Schritt. Wir wollen ja etwas verändern. Und das bedeutet, dass wir eine neue Strategie finden, mit der wir die alte Strategie ersetzen.

Mit der oben stehenden Übung sehen Sie, wie Sie so etwas tun können.

1. Klären Sie Ihr Ziel

Über diesen Schritt haben wir schon ausführlich gesprochen. Das klare Zielsetzen ist für Ihr Leben – nicht nur beim Abnehmen – so wichtig, dass Sie es sich zur Gewohnheit machen sollten. Was auch immer Sie vorhaben: Ein klares Ziel ist enorm wichtig! Wenn Sie die einzelnen Schritte noch nicht ganz im Kopf haben, sehen Sie einfach noch einmal im vorigen Kapitel ab Seite 72 nach.

2. Gehen Sie Ihre alte Strategie schrittweise durch

Eine Strategie »aufdecken« heißt, dass Sie sich die Strategie bewusst machen. Die Strategie kann sich darauf beziehen, wie Sie sich selbst sehen und negativ bewerten: Wie machen Sie das genau? Oder es ist, wie in unserem Beispiel, eine Ess-Strategie: der Griff zur Schokolade im Supermarkt, das Nachbestellen eines dicken Desserts im Restaurant, der halb automatische Gang zum Kühlschrank oder die Verführung durch die Snacks beim Fernsehen.

Was immer es auch ist: Sie stellen sich also die Situation vor, in der das Verhalten auftritt, das Sie verändern möchten. »Vorstellen« heißt mehr als nur »überlegen«. Schließen Sie die Augen und stellen Sie sich die Situation so vor, wie sie immer wieder abläuft. Erleben Sie sie innerlich. Lassen Sie dabei jede Bewertung und kritisieren Sie sich nicht. Sehen Sie sich den Ablauf einfach achtsam an.

Sie können diesen »inneren Film« langsamer ablaufen lassen und immer wieder zurückspulen, damit Ihnen Ihre Strategie wirklich klar wird.

3. Überlegen Sie sich eine neue Strategie

Im letzten Schritt haben Sie nicht bewertet und geurteilt. Aber jetzt können Sie das tun. Sehen Sie sich Ihre alte Strategie rational und objektiv an und spüren Sie die »Fehler« auf. Was glauben Sie, machen Sie nicht optimal? Was führt dazu, dass die alte Gewohnheit immer wieder auftritt?

Ersetzen Sie die alte Strategie, das dick machende Verhaltensmuster, gegen eine neue, z. B. eine Entspannungsübung, einen Spaziergang oder etwas anderes, das Ihnen guttut.

Wenn Ihnen das klar geworden ist (und Sie sollten sich Zeit dafür nehmen!) können Sie sich eine neue Strategie konstruieren. Die neue Strategie sollte natürlich so sein, dass die alte Gewohnheit dabei nicht mehr auftritt. Das gewohnte Muster wird durchbrochen und endet in einem Verhalten, das Sie statt dessen haben wollen. Beispielsweise können Sie statt einer negativen Selbstbewertung oder eines dick machenden Verhaltensmusters eine Ersatzhandlung machen: eine Entspannungsübung, das Yogaprogramm (siehe Seite 46ff.), einen Spaziergang oder irgendetwas anderes, das Ihnen guttut und wobei Sie sich wohlfühlen.

Achten Sie dabei darauf, dass Ihre neue Strategie diese Merkmale erfüllt:

- **Das Ziel ist klar zu erkennen:** Wenn Ihnen das Ziel Ihrer Strategie nicht klar ist, ist auch die Strategie nicht klar.

- **Die Strategie steht im Einklang mit Ihrer Persönlichkeit:** Wenn Sie eine oder mehrere innere Stimmen hören, die Zweifel oder Abwehr gegen die neue Strategie zeigen, stimmt etwas mit dieser Strategie nicht. Die Strategie soll ja etwas sein, das besser ist und nicht etwas, das ein Teil von Ihnen ablehnt! So eine Strategie haben Sie ja bereits – und wollen sie verändern.

- **Sie können anhand äußerer Merkmale feststellen, ob Sie erfolgreich waren:** Es ist von größter Bedeutung, dass Sie wirklich sehen können, ob Ihre neue Strategie erfolgreich ist! Es sollte kein Zweifel bestehen. »Ich bin nicht mehr so häufig zum Kühlschrank gegangen« oder »Ich musste weniger ans Essen denken« – das wäre viel zu unklar. Sie sollten Ihren Erfolg an klar definierten äußeren Merkmalen, direkt nach dem Ablauf

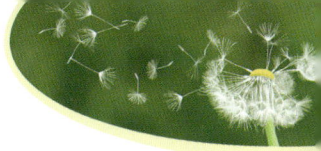

der Strategie, erkennen können. Also zum Beispiel: »Ich habe an eine Tafel Schokolade gedacht – und habe sofort das Bedürfnis bekommen, eine Yogaübung zu machen. Und das habe ich dann auch getan.«

🔴 **Die Strategie spricht alle Sinne an.** Der Grund dafür ist, dass ein Verhalten umso fester in Ihrem Unterbewusstsein verankert wird, je mehr Sinneswahrnehmungen beteiligt sind.

4. Die neue Strategie durchgehen und verankern

Jetzt haben Sie eine neue Strategie – aber das reicht natürlich nicht. Das allein kann noch keine Veränderung Ihrer Gewohnheit bewirken. Die ausgedachte Strategie ist ja vorerst nur in den Gedanken. Nun müssen Sie diese neue Strategie auch Ihrem Unterbewusstsein einprägen, damit sie wirksam werden kann. Das heißt: Sie müssen die Strategie als wirkliche Alternative *erleben* und in Ihrem Unterbewusstsein verankern.

Dazu gehen Sie nun die Strategie Schritt für Schritt durch und zwar so, als würden Sie die Situation wirklich erleben. Sie folgen also mit allen Sinnen und Ihren Gefühlen einem inne-

Wenn es uns gelingt, schädliche Strategien zu durchbrechen, werden wir uns ganz von selbst gesünder und leichter ernähren.

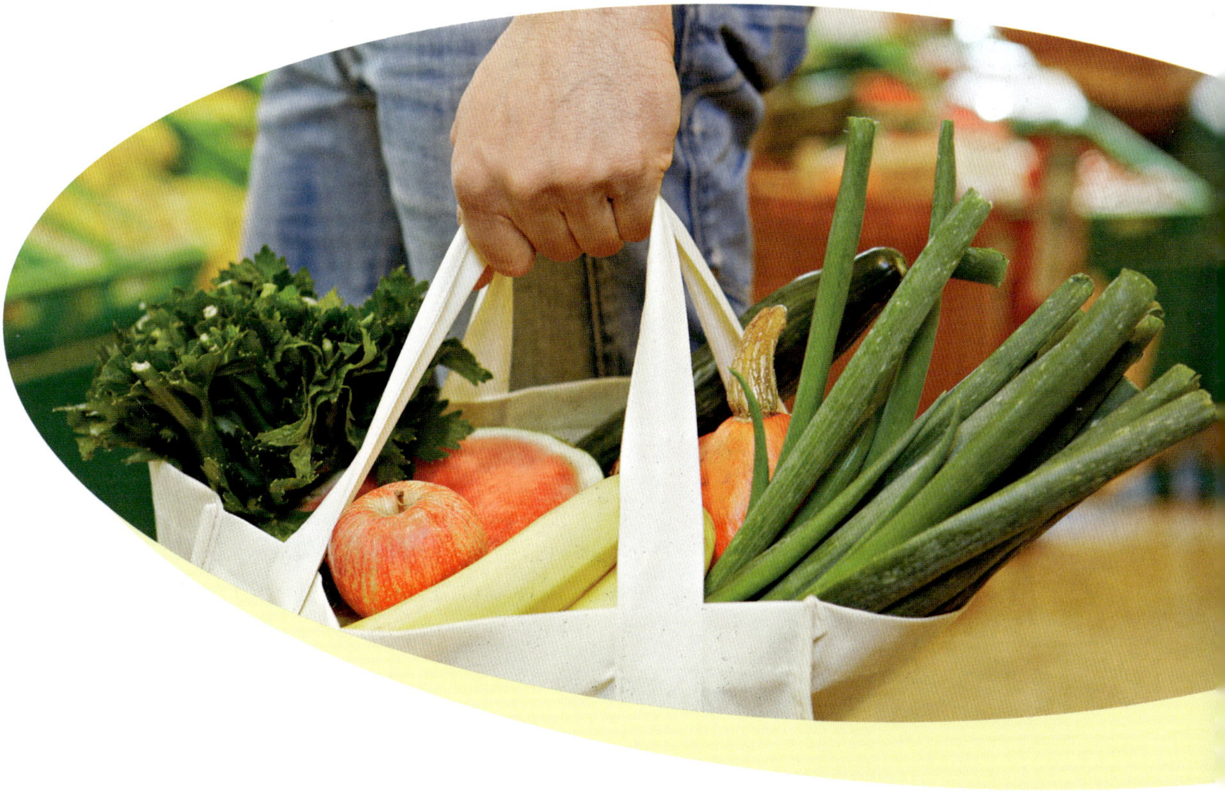

ren Film. Der Film zeigt eine Situation, in der Sie Ihre alte Gewohnheit mit der alten Strategie anwandten – doch nun setzen Sie die neue Strategie ein. Sie beginnen mit dem ersten Schritt Ihrer Strategie:

- *Der Auslöser (Start)* für Ihre alte Gewohnheit löste früher automatisch den ersten Schritt Ihrer alten Strategie aus. Der erste Schritt Ihrer alten Strategie war beispielsweise, sich beim Gedanken an Essen sofort das angenehme Gefühl des Essens und den Geschmack vorzustellen. Hier halten Sie den inneren Film an und spulen ein Stückchen zurück.
- Sie machen sich nun ein Bild Ihrer neuen Reaktion. Auf den Auslöser hin reagieren Sie bewusst mit einem anderen Schritt. Sie stellen sich beispielsweise vor, wie das Essen, gleich nachdem es verschluckt ist, ein unangenehmes Völlegefühl in Ihrem Bauch bewirkt, und dass jemand, den Sie respektieren, einen negativen Kommentar abgibt.

Gewichtsprobleme sind weniger eine Frage der Kalorien als vielmehr reine Kopfsache. Durch NLP-Techniken wie das »Ankern« können Sie Blockaden im Kopf überlisten.

Wiederholen Sie die Verbindung von Auslöser und neuer Reaktion, bis er selbstverständlich wird. Dabei setzen Sie jedes Mal einen Anker – Sie führen Daumen und kleinen Finger zusammen und drücken die Fingerkuppen

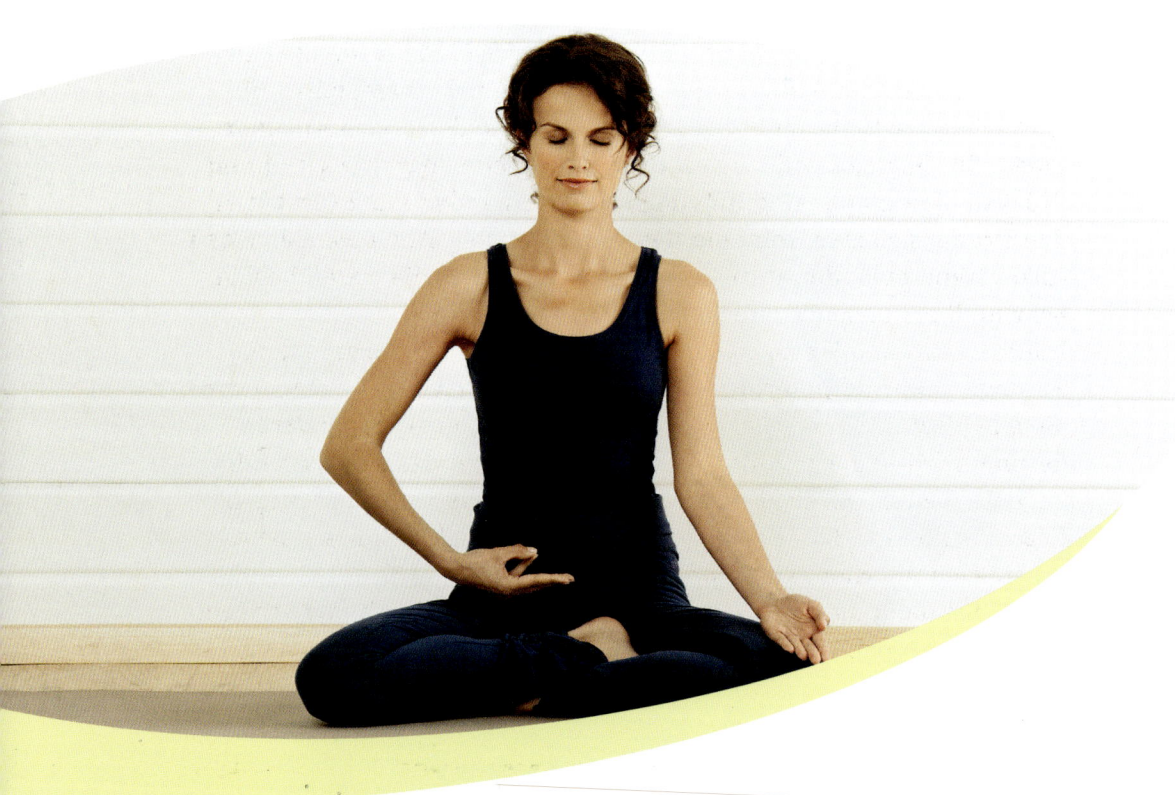

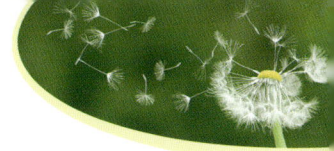

gegeneinander. Dadurch entsteht eine Verbindung zwischen dem Gedanken an Essen und dem Gefühl der Völle.

● Dann gehen Sie zum nächsten Schritt Ihrer Strategie weiter. Sie hatten den Gedanken ans Essen und stellten sich den Geschmack vor. Bis dahin ging bisher die alte Strategie. Der nächste Schritt war früher der Gedanke daran, welche leckeren Dinge zur Verfügung ständen. Vielleicht kommt jetzt dieser Gedanke gar nicht mehr so stark, da wir ja den ersten Schritt schon mit dem Völlegefühl verbunden haben. Aber sicher ist sicher: Wenn Sie in dem inneren Film Ihrer Strategie an die Stelle kommen, an der Sie daran denken, was Sie im Kühlschrank haben, halten Sie den Film an. Spulen Sie den Film zurück und ersetzen Sie das Bisherige bewusst durch andere innere Bilder – beispielsweise, dass Sie sich beim Gedanken an den Kühlschrank strecken und tief durchatmen. Wiederholen Sie den Teil des inneren Films einige Male und ankern Sie auch hier jedes Mal wieder – diesmal führen Sie Daumen und Ringfinger zusammen.

> **Auch wenn die hier beschriebene Technik der Strategieveränderung** nicht gerade »babyeinfach« **ist, so ist sie doch machbar und ein weiterer Schritt, mit dem Sie Ihrem Wunschgewicht mit Leichtigkeit näher kommen.**

● Testen Sie bis dahin: Beginnen Sie mit dem Auslöser. Sie denken an Essen. Vielleicht taucht noch die alte Reaktion auf? Oder spüren Sie jetzt schon ein Völlegefühl? Jedenfalls rufen Sie den ersten Anker ab, indem Sie Daumen und kleinen Finger gegeneinander drücken. Dann drücken Sie Daumen und Ringfinger gegeneinander – und verspüren den Drang, sich zu räkeln und tief durchzuatmen. Wenn Sie die beiden Anker hintereinander abrufen, sollten automatisch die ersten beiden Schritte Ihrer neuen Strategie ausgelöst werden.

● Auf diese Art und Weise gehen Sie weiter, bis Sie die gesamte neue Strategie in Ihrem Unterbewusstsein verankert haben. Manchmal wird die alte Strategie kürzer sein, da schon bei einem der ersten Veränderungsschritte die gesamte alte Strategie zusammenbricht. Wichtig ist, dass Sie Ihre Strategie mit einem positiven, aktiven, eindeutigen Ergebnis abschließen. Das gibt nämlich die Erfolgserlebnisse, die es Ihnen leicht machen, am Ball zu bleiben.

● Gehen Sie dann die neue Strategie noch mehrmals durch und verwenden Sie dabei nacheinander die dazugehörigen Anker. Nach einigen

Durchgängen sollte die neue Strategie in Ihrem Unterbewusstsein gefestigt sein und die alte Strategie ersetzt haben.

5. Prüfen Sie die neue Strategie

Jetzt untersuchen Sie einmal, ob die neue Strategie »sitzt«. Ist sie wirklich in Ihrem Unterbewusstsein verankert? Dazu stellen Sie sich eine zukünftige Situation vor, in der Sie früher das gewohnte Verhalten gezeigt hätten. »Vorstellen« heißt, dass Sie es nicht nur gedanklich tun, sondern sich ganz in die Situation hineinversetzen. Sie erleben Sie mit allen Sinnen und Gefühlen. Die Anker verwenden Sie dabei nun nicht mehr! Wenn die Veränderung der Strategie erfolgreich war, sollte nun automatisch die neue Strategie statt der alten Gewohnheit ablaufen.

Die neue Strategie einzusetzen, führt Sie nicht nur Ihrem Ziel näher, sondern gibt Ihnen jedes Mal ein Erfolgserlebnis, wenn Sie bemerken, dass Sie es anders gemacht haben als früher. Daher lohnt es sich sehr, mit und an Strategien zu arbeiten: Die neuen Strategien verstärken sich selbst.

Diese Veränderung von Strategien ist zugegebenermaßen etwas aufwendig und nicht ganz so leicht. Aber im Vergleich mit der täglichen Qual einer Diät ist auch diese Übung ein Spaziergang. Und sie kann problematisches Essverhalten schnell verändern, weil Sie nicht versuchen, den gesamten Vorgang bewusst zu verändern, sondern weil Sie in Ihrem Unterbewusstsein an der entscheidenden Stelle eine Veränderung bewirkt haben. Im Zusammenhang mit den Techniken, die Sie bisher schon gelernt haben, ist die Strategieveränderung eine äußerst effektive Methode, die sehr vielseitig anwendbar ist.

Sie haben nun schon ein wenig mit Ihrem Unterbewusstsein gearbeitet und können jetzt bereits feststellen, wie sich Ihr Essverhalten positiv verändert. Im folgenden Kapitel wollen wir nun noch ein wenig tiefer gehen. Das kann sehr interessant werden – und es wird auch nicht komplizierter, als die Methode, die Sie gerade gelernt haben. Es wird aber darum gehen, was wirklich in der Tiefe Ihres Unterbewusstseins abläuft. Und Sie werden vielleicht ganz erstaunliche Dinge über sich selbst erfahren. Auf jeden Fall wird es spannend.

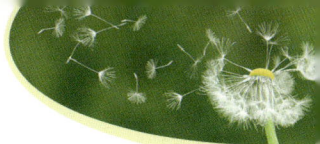

4. Ess-Strategien verändern

Alt gegen Neu

Doch zum Abschluss dieses Kapitels zeigen wir Ihnen noch kurz ein Beispiel dafür, wie eine alte durch eine neue Strategie ersetzt werden kann – in beiden Fällen ist der Auslöser für das Ablaufen der Strategie der Gedanke an leckere Speisen.

	Alte Strategie	Neue Strategie
Start	An Essen denken	An Essen denken
	Geschmack vorstellen	Völlegefühl vorstellen
	Befriedigung durch Essen vorstellen	Positive Aussagen über Schlanksein erinnern
	Zum Kühlschrank gehen und ihn öffnen	Vorstellen, wie es sich anfühlt, schlank zu sein
	Speisen sehen und Geschmack vorstellen (erinnern)	Yogaprogramm, Spaziergang oder einfach dreimal tief durchatmen
Stop	Speisen aus dem Kühlschrank nehmen und essen	Befriedigung über das neue Verhalten bewusst machen
Folgen	Der Bauch fühlt sich voll an	Der Bauch fühlt sich gut an
	Der Blick in den Spiegel zeigt Fettpolster; die Waage ein höheres Gewicht	Der Blick in den Spiegel und auf die Waage bestätigt den Erfolg
	Ein Gefühl der Unzufriedenheit und Frustration stellt sich ein	Zufriedenheit und Erfolg verstärken die neue Strategie mit positiven Gefühlen
Ergebnis	Der Gedanke an Speisen (Verringern der Frustration durch Lustgewinn) taucht wieder auf – der Kreislauf beginnt von vorn.	Der Gedanke an Speisen löst positive Empfindungen, aber keinen unkontrollierten, gewohnheitsmäßigen »Fresstrieb« aus.

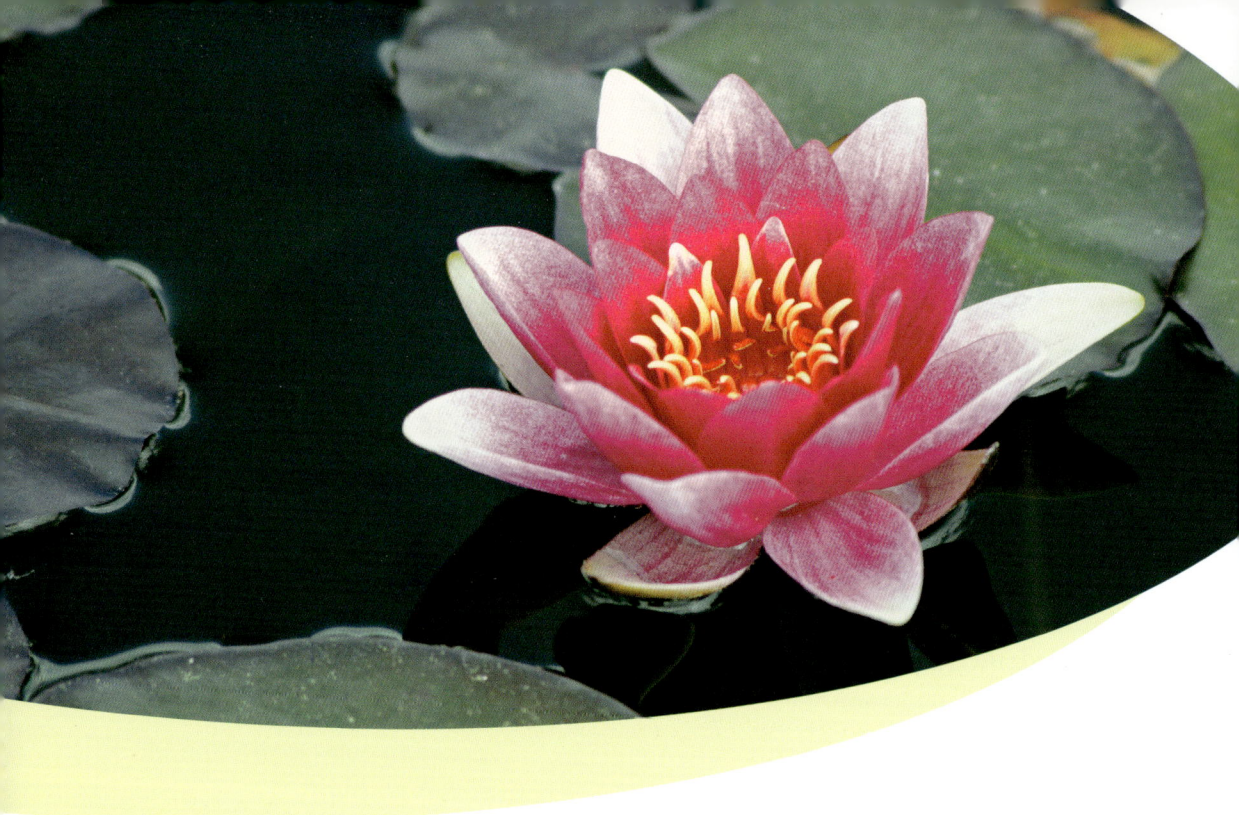

Der fünfte Schritt:
Ins Innere gehen

Die Tiefen des Weltalls und der Meere sind zu einem großen Teil unerforscht. Doch etwas viel, viel Näherliegendes ist den meisten Menschen noch weitaus unbekannter: Das eigene Innenleben, das Unterbewusste. Denn unser Ego ist viel reicher, als wir meist ahnen. Oder glauben Sie wirklich, dass das, was Sie nebenbei aufschnappen, wenn Sie in sich hineinhören, schon das Ganze ist? Nein, Sie sind viel mehr, Sie haben viel mehr Fähigkeiten, innere Weisheit und Möglichkeiten. Daher nehmen wir auch die Sicherheit, dass Sie Ihr Ziel, Ihr Wunschgewicht erreichen werden.
Wenn man es nicht gewohnt ist, sich mit sich selbst zu beschäftigen, fällt es einem vielleicht nicht so leicht, das schließlich doch zu tun. »Warum sollte man überhaupt in sich hineinsehen?«, »Um sich selbst zu kreisen

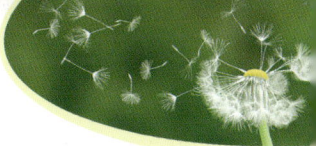

bringt doch nichts!«, »Damit will ich mich nicht beschäftigen.« – Ist Ihre Reaktion ähnlich?

Wenn wir uns selbst nicht kennen, sind wir wie Kinder, die im Karussell das Steuer des Autos in der Hand halten und glauben, dass sie den Wagen lenken. In Wirklichkeit lenken sie aber gar nichts, sondern drehen sich immer im Kreis.

Sie sind eine ganze Menge!

Erinnern Sie sich an den zweiten Grundsatz? Er lautete: »Sie haben nicht nur *ein* Motiv.« (siehe Seite 33f.) Dieser Grundsatz klingt so harmlos – und doch steckt eine ganz neue Sichtweise auf Ihr Inneres dahinter.

Wenn Sie an sich selbst denken, sehen Sie sich vermutlich als »Ich«. Klar, als wen denn sonst?

Wie ist es nun, wenn Sie etwas wollen – andererseits aber auch das Gegenteil? Wenn Sie abnehmen wollen, aber auch den Schokopudding und das Eis essen wollen? Wollen Sie (»Ich«) das eine oder das andere? Wer will was? Offenbar ist es so, dass Sie nicht immer dieselbe Person sind, sondern dass Sie, je nach der Situation, in der Sie sich befinden, ganz unterschiedliche Sichtweisen, Gefühle, Motive und Gedanken haben können! Tatsächlich macht diese innere Vielfalt einen Menschen aus. Der amerikanische Motivationstrainer-Stil: »Ja! Du schaffst es, wenn du nur wirklich willst!« scheitert genau an dieser Stelle. Man kann kurzfristig alles andere verdrängen und nur eine einzige Idee blindlings verfolgen. Doch das, was den einzelnen Menschen ausmacht, verschwindet dabei. Und nach einer Weile funktioniert das nicht mehr, denn die Vielfalt der inneren Persönlichkeiten verschwindet nicht, wenn sie unterdrückt wird.

> **Bei der EGO-Diät geht es auch darum, heilsame Beziehungen zwischen den unterschiedlichen Anteilen unserer Persönlichkeit zu schaffen, die wir daher als »inneres Team« verstehen.**

Wir werden daher von einem »inneren Team« ausgehen, denn bei der EGO-Diät geht es auch darum, heilsame Beziehungen zwischen den unterschiedlichen Anteilen unserer Persönlichkeit zu schaffen. Die EGO-Diät schafft Raum für die große Familie, aus der unser »Ich« besteht. Ihr *ganzes* Ich und nicht nur ein kleiner Teil davon ist wertvoll und trägt zu Ihrer Einmaligkeit und zu Ihrem Lebensglück bei!

Sie haben mehrere verschiedene Motive – und alle haben eine positive Absicht und wollen das Beste für Sie. Auch die innere Persönlichkeit, die man, völlig zu Unrecht, den »inneren Schweinehund« nennt. Wir wollen in der EGO-Diät die Kraft all dieser inneren Motive, Fähigkeiten und Energien nutzen – so, dass Sie im Einklang mit Ihrer ganzen Persönlichkeit Ihre Ziele verfolgen können.

Der »innere Schweinehund« ist ganz zahm

Dieser »Schweinehund« ist ein so gebräuchlicher Begriff geworden, dass Sie vielleicht glauben, es gäbe ihn wirklich. Er ist aber nur eine Hilfskonstruktion, die die »Schuld« an Ihren Problemen auf irgendeine geheimnisvolle, aber anscheinend sehr mächtige und bösartige Macht schiebt. Das bringt gar nichts. Der zu Unrecht so genannte »Schweinehund« ist ein Teil von Ihnen – und Sie wissen ja inzwischen, dass er eine positive Absicht hat. Dass Sie einen Teil von sich selbst »Schweinehund« nennen, macht es Ihnen nur schwer. Und es macht Sie schwer. Viel leichter ist es doch, Freundschaft mit sich selbst zu schließen und herauszufinden, was dieser Teil von Ihnen für Sie tun will.

Sie haben mehrere Motive oder innere Persönlichkeiten – und alle haben eine positive Absicht. Auch die zu Unrecht »Schweinehund« genannte. Darum gilt es, zuallererst die positive Absicht dieser inneren Persönlichkeit herauszufinden.

Das Allererste, was wir tun können, um die *positive Absicht* einer inneren Persönlichkeit herauszufinden, besteht darin, ihr den Namen zu geben, den sie verdient. Wir neigen dazu, nicht gerade zimperlich mit unseren inneren Stimmen umzugehen, wenn sie unseren vordergründigen bewussten Zielen und Anschauungen widersprechen. Wir sehen uns zum Beispiel als hilfreiche, idealistische Persönlichkeit und wehren jeden Gedanken ab, der uns rät, etwas mehr an uns selbst zu denken: »Das ist selbstsüchtig und unmoralisch!« Oder wir haben uns vorgenommen, im Sommer eine schlanke Figur zu haben, und würden jede innere Stimme, die uns zum Essen animiert, am liebsten beim Kragen packen und ihr ein paar Ohrfeigen verpassen. Manchmal gelingt es tatsächlich, diese inneren Stimmen dann immer leiser werden zu lassen, so dass sie sich kaum noch zu Wort melden. Aber die Teile unseres Selbst, aus dem diese Stimmen kommen, wirken natürlich weiter. Und da wir sie nicht mehr bewusst wahrnehmen, können wir nicht mit ihnen sprechen. Daher können wir auch nicht mit ihnen gemeinsam

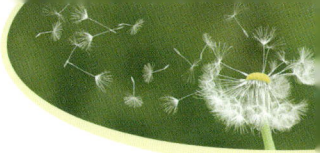

herausfinden, wie sie ihre positiven Absichten auf sinnvollere Art und Weise umsetzen können. Das hat Konsequenzen: Sie werden dann ihre positiven Absichten aggressiv verteidigen und in einer Form umsetzen, die uns in unserem Wachstum, unserer Entwicklung, unserer Lebensfreude und Gesundheit behindert. Vielleicht gelingt es dann sogar, schlank zu werden – aber wir werden verbissen, depressiv oder körperlich krank.

Ihre inneren Stimmen zu unterdrücken ist also gar keine gute Idee. Das macht Ihnen das Leben und das Abnehmen schwer.

Wenn Sie also damit beginnen, Ihre inneren Persönlichkeiten anzusprechen, sollten Sie den ersten und einfachsten Schritt zu einer liebevollen Beziehung machen: Geben Sie ihnen Namen, die nicht ihren momentanen Ausdrucksformen, sondern ihrer *positiven Absicht* gerecht werden.

So wird der »Besserwisser« zum »erfahrenen Bewahrer«, der »Angsthase« zum »intuitiven Beschützer«. Der »verrückte Spinner« wird zum »kreativen Lehrer«, der »unkritische Narzisst« zum »inneren Freund« oder der »innere Schweinehund« zum »inneren Genießer«.

Ihre Persönlichkeit wird sich nur dann entfalten und aufblühen, wenn Sie alle einzelnen Anteile Ihres inneren Teams mit Respekt und Mitgefühl behandeln.

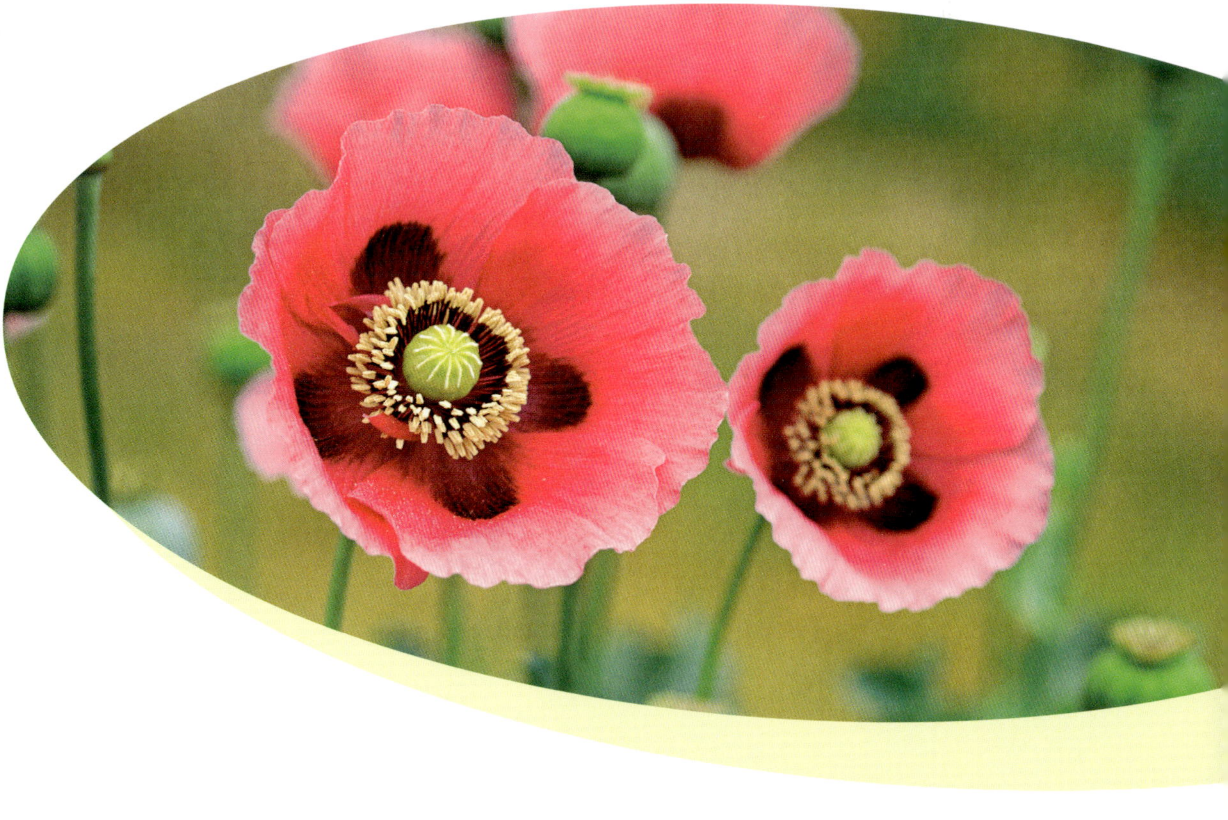

Experiment

Denken Sie einmal darüber nach: Welchen »Namen« würden Sie sich selbst geben?

Es gibt keinen »inneren Schweinehund«! Namen sind nicht nur willkürliche Bezeichnungen. Sie zeigen die Einstellung gegenüber dem Benannten.

Stellen Sie sich doch einmal vor, wie es Ihnen geht, wenn Sie in einem Gespräch einen Vorschlag machen und gleich niedergemacht werden. Wie fühlen Sie sich, wie reagieren Sie und wie handeln Sie, wenn Sie als »Querulant«, »Dummkopf« oder gar »Schwächling« bezeichnet werden? Und wie, wenn die anderen sagen: »interessant«, »nachdenkenswert«, »ein wichtiger Beitrag« oder »eine gute Idee«? In welchem Fall werden Sie eher bereit sein, auch den anderen genau zuzuhören und ihre Vorstellungen zu bedenken? Wann werden Sie eher motiviert sein, weiter nachzudenken? Wann wären Sie eher zu Kompromissen oder zur Kooperation bereit?

Die »inneren Stimmen« sind Ihre unterschiedlichen Motive, Sichtweisen, Gefühle und inneren Bilder – oder kurz: Ihre »inneren Persönlichkeiten«. Geben Sie Ihren inneren Persönlichkeiten immer positive Namen – und Sie werden feststellen, dass Sie die Stimmen klarer und deutlicher hören können. Ihre inneren Stimmen werden auch neugieriger auf andere Vorstellungen sein. Und sie werden kooperations- und hilfsbereiter reagieren.

Was wir hier »innere Stimmen« nennen, sind die Ihnen innewohnenden unterschiedlichen Motive, Sichtweisen, Gefühle und inneren Bilder – oder kurz ausgedrückt: Ihre »inneren Persönlichkeiten«.

Wenn Sie eine innere Stimme mit einem positiven Namen ansprechen, werden Sie auch leichter deren positive Absicht erkennen – und das muss nicht einmal die positive Absicht sein, die Sie zunächst vermutet haben. Auch wenn der Name nicht passt, können Sie mit dem Namen eine positive Grundhaltung vermitteln. Es kommt dann mitunter vor, dass die angesprochene innere Persönlichkeit sich klar zu Wort meldet und Ihnen ihre wahre positive Absicht kundtut. Das kann sehr erhellend sein! Vielleicht sagt der ehemalige »Schweinehund«, den Sie nun »Genießer« nennen: »Eigentlich geht es mir darum, gemocht zu werden!«

Praxis **Seien Sie nett zu Ihren inneren Persönlichkeiten – seien Sie nett zu sich selbst! Dann wird nicht nur das Abnehmen leichter.**

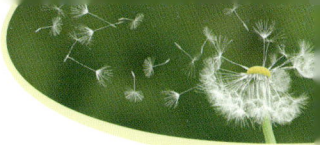

ÜBUNG
Der innere Dialog

Nehmen wir als Beispiel einen Dialog zwischen dem »Träumer«, der eine Vision eines wertvollen Zieles für Sie präsentiert, und dem »Kritiker«, der Ihre Schwächen, negativen Erfahrungen und Konsequenzen des Scheiterns dagegenhält.

1. **Sprechen Sie als »neutraler Moderator« die beiden Teile an. Achten Sie auf positive Ansprache. »Träumer« und »Kritiker« sind neutral – aber vielleicht sieht sich der betreffende Persönlichkeitsteil selbst ganz anders!**
2. **Fragen Sie nacheinander die beiden Teile nach ihrer jeweiligen *positiven Absicht*.**
3. **Stellen Sie nacheinander den beiden Teilen drei Fragen:**
   - **»Kennst du den Kritiker/Träumer?«**
   - **»Ist dir klar, dass der Kritiker/Träumer eine positive Absicht hat?«**
   - **»Kennst du die positive Absicht des Kritikers/Träumers?«**
4. **Lassen Sie dem inneren Dialog freien Lauf und greifen Sie als Moderator nur ein, um sicherzustellen, dass jeder Teil aussprechen kann.**
5. **Führen Sie, bevor Sie den inneren Dialog beenden, einen zumindest minimalen Abschluss herbei – und sei es nur, dass die beiden inneren Persönlichkeiten die positive Absicht der anderen kennen, wenn auch nicht unbedingt akzeptieren.**

Das innere Gespräch beginnen

Nun wird es Zeit, praktisch einzusteigen. Wie fangen Sie an? Zunächst einmal versuchen Sie, drei wichtige innere Persönlichkeiten kennenzulernen: Den »Moderator« (der ganz neutral bleibt und nicht urteilt und wertet), den »Träumer« und den »Kritiker«.

Wenn Sie zum ersten Mal mit Ihren inneren Persönlichkeiten arbeiten, sind Sie möglicherweise noch ein wenig unsicher und kommen sich etwas komisch vor. Hier ein paar Fragen und Antworten:

- *»Muss ich laut sprechen?«* Nein, das ist nicht nötig. Sie können einfach in Gedanken sprechen.
- *»Soll ich die Augen schließen?«* Ja, das hilft meist, innere Stimmen deutlicher wahrzunehmen.
- *»Ich höre nicht wirklich innere Stimmen. Muss ich warten, bis ich deutlich eine Stimme höre?«* Nein. Ihre inneren Stimmen sind ja Teile Ihres Selbst; es ist also völlig in Ordnung, wenn Sie zunächst selbst für

diese Stimmen sprechen – oder abwarten, bis charakteristische Gedanken auftauchen. Sie werden feststellen, dass Sie die inneren Stimmen im Laufe der Zeit immer deutlicher wahrnehmen und sie leichter voneinander unterscheiden können.

Ergebnisse verdauen

Wenn Sie so einen *Inneren Dialog* beenden, sollten Sie darauf achten, dass irgendein – und sei es auch noch so kleines – positives Ergebnis erreicht wurde. Zumindest aber sollten die beteiligten inneren Persönlichkeiten die ersten beiden Fragen des Moderators mit »Ja« beantworten können. Noch besser ist es natürlich, wenn das gegenseitige Verständnis noch etwas weiter geht. Idealerweise finden Sie sogar einen neuen Weg, auf dem innere Persönlichkeiten, die Streit miteinander hatten, nun beide ihre positiven Absichten verwirklichen können.

Ihr Wunschgewicht werden Sie ganz von selbst erreichen, wenn Sie mehr Leichtigkeit und Freude in Ihr Leben bringen.

Es hat wenig Sinn, eine Einigung mit Zwang erreichen zu wollen – das funktioniert bei Ihren inneren Persönlichkeiten noch weniger, als

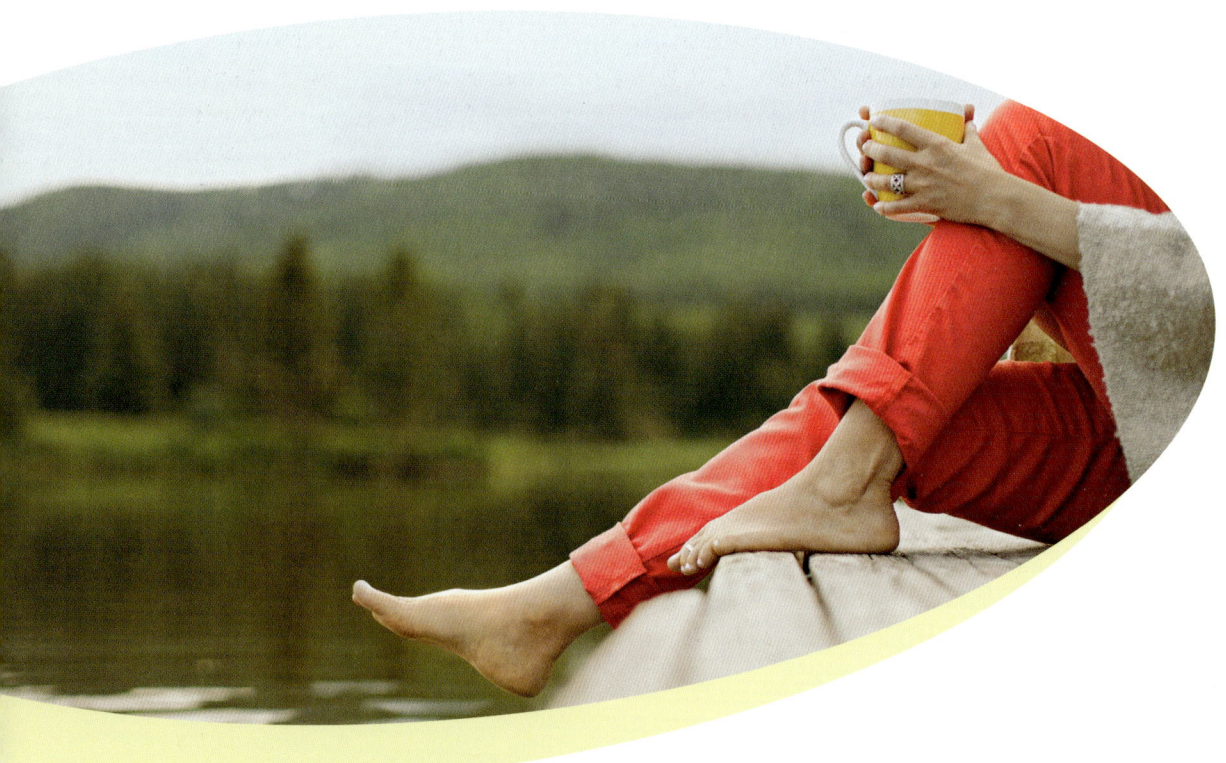

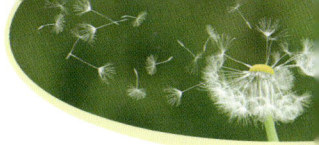

es mit anderen Menschen funktioniert. Es kann eine Weile dauern, bis Ihre »Unterpersönlichkeiten« neue Wege finden, ihre Gegensätze zu vereinen. Trotzdem können Sie immer einen positiven Abschluss finden. Sie können zumindest erreichen, dass sich Ihre unterschiedlichen Persönlichkeiten kennen und wissen, dass sie eine positive Absicht haben – wenn sie diese vielleicht auch noch nicht verstehen. Alle Ihre inneren Persönlichkeiten haben schließlich dasselbe Zuhause, teilen sich denselben Körper und mentalen Raum. Wenn einem Teil von Ihnen ein anderer Teil nicht bewusst ist, kommt das Bewusstsein mit dem inneren Dialog. Dabei ist der »Moderator« eine große Hilfe: Unter dem Schutz des Moderators kommt jede innere Persönlichkeit zumindest zu Wort. Der Moderator kann auch

Nach einem Inneren Dialog gehen die gedanklichen Prozesse im Unterbewusstsein weiter. Die beteiligten inneren Persönlichkeiten »denken nach«, und es kommen unterbewusste Suchprozesse in Gang.

die unterschiedlichen positiven Absichten vorstellen. Und wenn das innere Gespräch sehr gut verläuft, kann es sein, dass echtes Verständnis für die positive Absicht des jeweils anderen geweckt wird.

Es ist wichtig, einen positiven Abschluss zu finden, denn nur dann kann die Arbeit im Unterbewussten zielgerichtet weiterlaufen. Sie können sich das so vorstellen: Im Gespräch hat ein Teil von Ihnen einen anderen kennengelernt und weiß nun, dass auch der eine positive Absicht hat. Wenn Sie das bewusste Selbstgespräch beenden, verlässt nur Ihr bewusstes Ich die Beobachterrolle. Die gedanklichen Prozesse, die das innere Gespräch ausgelöst hat, gehen jedoch im Unterbewusstsein weiter. Die beteiligten inneren Persönlichkeiten »denken nach«, und es kommen unterbewusste Suchprozesse in Gang.

Wenn nun das innere Gespräch keinen versöhnlichen Abschluss brachte, wird sich dieses Ergebnis weiter festigen – wenn der Abschluss positiv war, wird auch diese Richtung beibehalten und vertieft. Es kann sogar vorkommen, dass Sie so ein Selbstgespräch mit einem nur minimalen positiven Ergebnis beenden, aber dass dann einige Tage später plötzlich überraschende Veränderungen im Fühlen, Denken oder Verhalten auftauchen, über die Sie sehr erstaunt sind und die Sie zunächst gar nicht mehr mit dem inneren Gespräch in Verbindung bringen. Vielleicht hört der Heißhunger unvermittelt auf, Ihnen gelingt es auf einmal problemlos, Versuchungen zu widerstehen, oder Sie haben plötzlich Lust, etwas für Ihren Körper zu tun. Machen Sie sich auf (positive) Überraschungen gefasst!

Praxis **Innere Gespräche führen Sie immer. Nicht nur wenn Sie vor großen Entscheidungen oder Veränderungen stehen. Nur finden diese Selbstgespräche meist nicht bewusst statt. Gewöhnen Sie sich an, auch im Alltag, immer dann, wenn Sie etwas abwägen, das Modell der inneren Persönlichkeiten einzusetzen. Mit ein wenig Übung wird es Ihnen leichtfallen, Ihre inneren Stimmen klar voneinander zu unterscheiden. Dadurch werden Sie nicht nur Entscheidungen kompetenter treffen können, sondern insgesamt zu mehr Einigkeit und innerer Zufriedenheit finden.**

Wenn alle Pferde vorne an der Kutsche angespannt sind und in eine Richtung ziehen, kommt man schneller voran, als wenn an jeder Seite ein Pferd in eine andere Richtung laufen will!

Der innere Freund

Es gibt eine ganz besondere innere Persönlichkeit, die Sie unbedingt näher kennenlernen sollten: den *inneren Freund*.

Der innere Freund ist der Teil von Ihnen, der Sie uneingeschränkt, mit all Ihren Schwächen akzeptiert und stets das Positive in Ihnen findet. Uneingeschränkt heißt: ohne Wenn und Aber. Es gibt einen Teil in Ihnen, der Sie gut findet, ganz gleich was Sie tun. Er bewertet und beurteilt nicht: Er steht Ihnen innerlich zur Seite. Er steht Ihnen so nahe, wie es kein anderer Mensch könnte. Denn er ist ja Sie!

*Die **Stimme** des inneren Freundes ist leise und zurückhaltend. Sie sagt nur: »Es ist schon in Ordnung.« oder »Ich bin bei dir.« Und Sie können dabei eine große **Zuneigung** und tiefe **Sympathie** heraushören.*

Wenn die Stimme des inneren Freundes zu leise ist, wird das Selbstwertgefühl nicht besonders stabil sein. Der innere Freund ist aber ein wirklicher Freund: Er lässt uns nicht überheblich werden, schmeichelt nicht, hebt unser Ego nicht in unendliche Höhe. Er ist das, was einen Freund wirklich ausmacht. Er ist einfach da, liebevoll und bedingungslos.

Die Stimme Ihres inneren Freundes erkennen Sie besonders gut dann, wenn Sie mit sich nicht zufrieden sind. Wenn Sie dann versuchen, positive innere Stimmen zu vernehmen, hören Sie möglicherweise verschiedene. Eine davon sagt vielleicht: »Nein, du kannst mit dir zufrieden sein! Du bist ein Super-Typ!« oder eine andere »Das war sowieso nicht wichtig. Du hast alles richtig gemacht!« Diese Stimmen schützen das Selbstbild. Aber sie

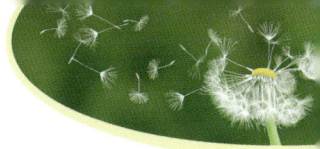

sind *nicht* die Stimme des inneren Freundes. Diese Stimme ist leiser. Wenn Sie erst einmal gelernt haben, sie zu hören, werden Sie sie nicht mehr überhören können und wollen. Sie sagt nur: »Es ist schon in Ordnung.« oder »Ich bin bei dir.« Es ist nicht so sehr, was diese Stimme sagt, sondern wie sie es sagt. Sie ist voller Zuneigung und tiefster Sympathie.

Wenn Sie aufmerksam sind, werden Sie feststellen, dass unwillkürlich ein Lächeln auf Ihrem Gesicht erscheint, sobald Sie mit dem inneren Freund in Verbindung treten. Das kann mitunter ein solcher Glücksmoment sein, dass Ihnen gleichzeitig die Tränen kommen. Und das ist gut. Dann haben Sie eine Verbindung mit Ihren tieferen Gefühlen hergestellt und Kontakt zu Ihrem inneren Freund aufgenommen.

Innere Dialoge sind die beste Möglichkeit, sich selbst kennenzulernen und zu wachsen. Wenn Sie mit sich selbst gut kommunizieren können, werden Sie sich selbst verstehen und schätzen lernen. Und das wiederum ist die Grundlage befriedigender Beziehungen mit anderen Menschen. Und das ist einer der Schlüssel zu Ihrem Wunschgewicht. Denn sind Sie zufrieden mit sich selbst und Ihren mitmenschlichen Beziehungen, fallen schon eine ganze Menge Dinge weg, die dazu führen, die innere Leere mit Essen füllen zu wollen.

Praxis **Wir schlagen Ihnen vor, das Buch nun für eine Weile beiseite zu legen. Versuchen Sie, die Dinge, die Sie in diesem Kapitel erfahren haben, in Ihren Alltag zu bringen. Auch wenn Ihnen alles einleuchtet – erst durch Handeln wird es Wirklichkeit.**

Sprechstunde mit dem Inneren Arzt

Beim Abnehmen spielt die Gesundheit natürlich auch eine Rolle. Entweder, weil das Gewicht einfach zu viel für den Körper ist, oder aber, weil es Ihnen dadurch, dass Sie zu schnell zu viel wollen, an wichtigen Nährstoffen fehlt. Vielleicht leiden Sie unter Kopfschmerzen, Verstopfung, Durchfall oder Hauterscheinungen. Wenn Sie nun tatsächlich einmal deutlich aus dem Gleichgewicht der Gesundheit geraten sind, sehen Sie die Beschwerden vielleicht als einen Feind an, der bekämpft werden muss. Was Sie zunächst einmal wirklich bekämpfen wollen, sind die *Symptome*.

Eine sehr gute Idee ist es dann, die Symptome nicht als Feind, sondern als Äußerungen des eigenen Körpers zu begreifen. Etwas in Ihnen will Ihnen etwas sagen. Auch diese Stimme hat also eine *positive Absicht*.

Wir können gut verstehen, wenn Sie unangenehme Symptome einfach nur weghaben wollen. Sie wollen sich ja vor allem wohlfühlen. Interessanterweise gelingt Ihnen das aber viel leichter, wenn Sie versuchen, die *positive Absicht* eines Symptoms zu klären – oft wird allein dadurch das Symptom unnötig!

Mit so einem *Symptom-Dialog* können Sie mehr für sich erreichen, als nur ein lästiges Symptom loszuwerden. Indem Sie die *positive Absicht* des Symptoms verstehen, erweitern Sie Ihre Handlungsmöglichkeiten. Vor allem aber werden Sie Ihr Symptom nicht unterdrücken, sondern Ihr Unterbewusstsein dazu anregen, mit seiner ganzen Kraft an den Wurzeln der Beschwerden zu arbeiten.

ÜBUNG

MIT DEM INNEREN ARZT SPRECHEN

1. Schließen Sie die Augen und fragen Sie Ihr Inneres in der Art, wie Sie zu einer anderen Person sprechen würden, von der Sie wissen, dass Sie Ihnen sehr wohlgesonnen ist: »Was willst du mir mit dem Symptom [hier nennen Sie das, was Sie im Moment belastet] sagen?«

2. Hören Sie darauf, was für Antworten aus Ihrem Inneren auftauchen. Versuchen Sie, die positive Absicht kennenzulernen.

3. Wenn sich mehrere Stimmen melden (also wenn mehrere Gedanken auftauchen, die sich um die Symptome drehen, die Sie belasten), achten Sie darauf, alle zu Wort kommen zu lassen, aber bestehen Sie darauf, dass immer nur eine spricht. Benennen Sie Ihre inneren Stimmen immer respektvoll, zum Beispiel »innerer Arzt«.

4. Versuchen Sie im inneren Selbstgespräch, alle Bedürfnisse, die zur Sprache kommen, in Einklang zu bringen, sodass alle positiven Absichten verwirklicht werden können.

5. Wenn Sie glauben, eine gute Lösung gefunden zu haben, fragen Sie noch einmal nach, ob auch jeder Ihrer Persönlichkeitsteile damit einverstanden ist, und lauschen Sie auf eine Antwort.

6. Verabschieden Sie sich und ermutigen Sie Ihre inneren Persönlichkeiten, das Symptom loszulassen.

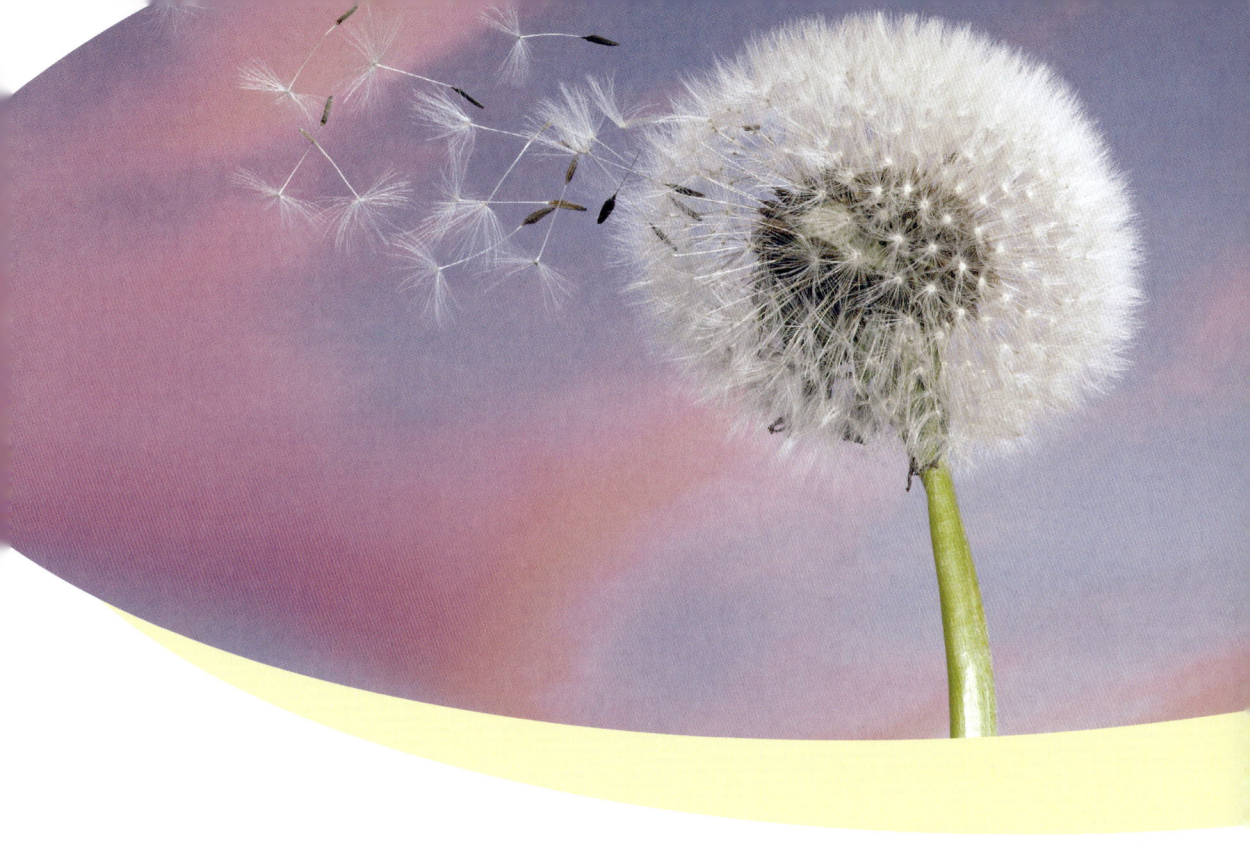

Der sechste Schritt:
Rückschläge wegstecken

Manchmal läuft es einfach nicht so, wie man möchte. Vielleicht haben Sie sich fest vorgenommen, abzunehmen und sind auch entschlossen, alle Übungen in diesem Buch mitzumachen. Möglicherweise haben Sie auch alle bisherigen Übungen gemacht, haben gelernt, sich zu entspannen, haben Selbstvertrauen gewonnen, kennen Ihr Ziel und Ihre problematischen Esstrategien ganz genau und haben eine gute Kommunikation mit Ihren unterschiedlichen inneren Persönlichkeiten aufgebaut …

Und dann geht trotzdem etwas schief. Etwas stresst Sie so, dass Sie eine Fressattacke bekommen, Sie fühlen sich auf einmal wieder minderwertig und beginnen, die innere Leere mit Essen zu füllen. – Doch das, was Sie bisher gelernt haben, ist nicht verloren gegangen. Nur sind alte Gewohnheiten manchmal eben stark und tauchen unvermutet wieder auf. Und ohnehin ist ja kaum etwas im Leben vorhersehbar.

Aber auch dann, wenn es einen »Rückschlag« wie die beschriebene Fressattacke gibt, können Sie noch etwas tun.

Der Literaturnobelpreisträger André Gide sagte einmal: »*Das Alter hat auch gesundheitliche Vorteile. Zum Beispiel verschüttet man ziemlich viel von dem Alkohol, den man gern trinken möchte.*« Das ist nicht nur witzig, sondern illustriert sehr gut ein Prinzip, das im NLP oft angewandt wird: *Reframing* – frei übersetzt »dem Bild einen neuen Rahmen geben«.

Dem Bild einen neuen Rahmen geben

Sie erinnern sich vielleicht an den Grundsatz: »Es gibt kein Scheitern, nur Feedback!« Das sind keine leeren Worte. Dieser Grundsatz ist schon ein neuer Rahmen für viele Situationen, in denen Sie erst einmal frustriert sein können – oder eben auch nicht. Aber Sie müssen nicht frustriert, ärgerlich, enttäuscht oder deprimiert sein. Sie können *tatsächlich* auswählen. Auch wenn die Situation unverändert ist, so macht doch die Sichtweise den entscheidenden, gefühlsmäßigen Unterschied.

Reframing funktioniert gut als Vorbereitung auf möglicherweise schwierige Situationen.

Reframing *Etwas, das man als negativ bewertet oder empfindet, in einen neuen Kontext setzen, in dem es positiv, angenehm oder neutral erscheint. Die* Umdeutung der Erfahrung *oder Vorstellung erweitert Ihre mentale Karte von der Welt. Das ist kein zwanghaft positives Denken, sondern eine Erweiterung der Möglichkeiten um eine neue, vielleicht hilfreichere Perspektive.*

Reframing bedeutet also, Dingen einen neuen Rahmen zu geben. Beispielsweise dann, wenn etwas nicht so gut gelaufen ist. Es funktioniert aber auch als Vorbereitung auf möglicherweise schwierige Situationen.

Natürlich ist Ihre erste Reaktion nicht gerade Begeisterung, wenn es mit dem Abnehmen nicht so klappt, wie Sie es sich wünschen. Aber machen Sie sich bloß keinen zusätzlichen Stress, wenn es Sie trotz aller Übung und trotz Ihres festen Vorsatzes einmal »überkommt« oder wenn es nicht

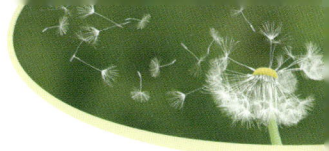

schnell genug geht. Vielleicht ärgern Sie sich über sich selbst, vielleicht sind Sie frustriert oder Sie sind einfach traurig.

Natürlich ist der »Rahmen«, in dem der »Rückfall« steht, erst einmal nicht schön: Er deutet Versagen und vielleicht sogar einen Verlust der Hoffnung an und lässt Sie in keinem guten Licht erscheinen.

Aber dieser Rahmen ist eben nicht das Bild selbst! Wenn Sie ein Andy-Warhol-Bild in einen barocken Goldrahmen stecken, sieht das bestenfalls seltsam aus. Wenn Sie einen Rembrandt in einen knallgelben, modernen Plastikrahmen stellen, verliert das Werk des Meisters ebenfalls an Wirkung. Genauso ist es mit dem »Wahrnehmungsrahmen«, mit dem Sie eine Situation umgeben. Und Sie bestimmen den Rahmen!

Wir wollen Ihnen das einmal am Beispiel »Fressattacke« zeigen:
Wenn Sie abnehmen wollen und auch schon erste Fortschritte gemacht haben, ist ein Fressanfall eine regelrechte Horrorvision. Es ist eine Katastrophe! – Zumindest sieht es für Sie erst einmal katastrophal aus. Was geschehen ist, ist aber, ganz neutral

Auch wenn nicht immer gleich alles gelingt: Durch die richtige Sichtweise kann auch Scheitern zu erstaunlichen Erfolgen führen.

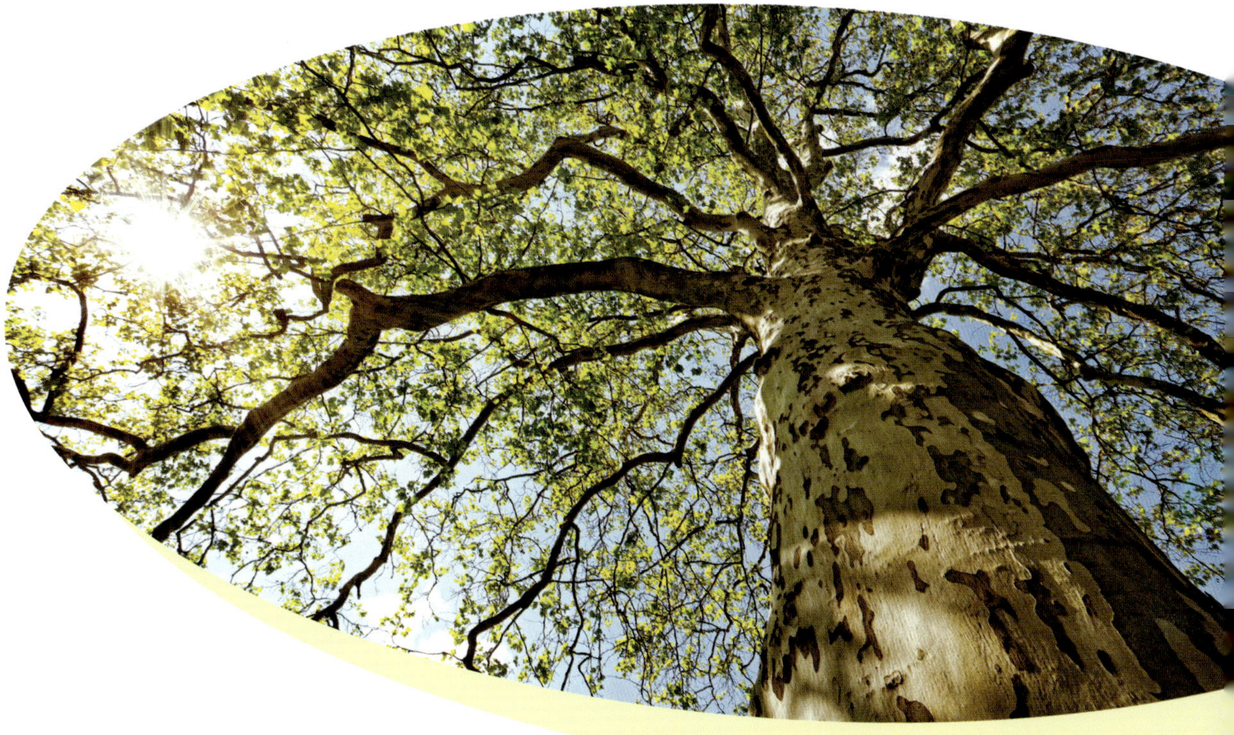

gesehen, nur dies: Sie haben viel gegessen, obwohl Sie sich vorgenommen hatten, weniger zu essen. Dass das schlimm oder sogar katastrophal ist, ist der alte Rahmen.

Der im Folgenden beschriebene »neue Rahmen« lässt das Bild jedoch in einem ganz anderen Licht erscheinen:

Der neue Rahmen einer Fressattacke

- Ich habe mich *vollgestopft*! – Ja. Das ist gut, da kann ich gleich *Achtsamkeit* üben: Wie fühlt sich dieses Völlegefühl denn nun genau an? Befriedigt mich das wirklich?
- Ich bin also mal wieder *willensschwach* gewesen! – Das ist interessant! Mein Wille wird also von irgendetwas anderem übertrumpft. Es ist spannend, herauszufinden, *was das wohl sein mag*! Vielleicht kann ich das nutzen.
- Ich werde *zunehmen*! – Hoffentlich zeigen sich ein paar Gramm auf der Waage! Dann merke ich die Folgen *ganz direkt,* und es prägt sich besser ein.
- Ich hasse meinen *inneren Schweinehund*! – Mal sehen, auf was genau sich mein Hass richtet. Welchen Teil von mir kann ich nicht leiden? Vielleicht sollte ich lieber *Freundschaft* mit diesem Teil schließen und herausfinden, um was es eigentlich geht!
- Ich habe einen *Fehler* gemacht! – Gut so. Nur wenn man auch mal Fehler macht, kann man lernen! Jetzt sehe ich mir einmal genau an, was ich *lernen* kann. Vielleicht muss ich irgendetwas anders machen als bisher.

Scheint Ihnen das zu einfach? Es soll einfach sein – denn oft ist das Einfachste das Beste! Der Rahmen ist nicht das Bild. Aber er macht einen großen Teil der Wirkung aus. Eine »Diätsünde«, eine »Fressattacke«, ein Rückfall in alte Verhaltensweisen sehen in einem Rahmen wie »Versagen«, »Katastrophe« oder »Frustration« aus. Dieser Rahmen bringt Sie keinen Millimeter weiter und macht Sie kein Gramm leichter, sondern macht Ihnen nur das Herz schwer. Und meistens folgt der Körper. Der neue Rahmen lässt Sie dagegen das Bild sinnvoller einordnen: Als Möglichkeit zur Selbsterfahrung, zur

Der Rahmen ist nicht das Bild, die Gefühlsumgebung, in die Sie eine Situation stellen, ist nicht die Situation selbst, aber sie bestimmt die Wahrnehmung der Situation mit.

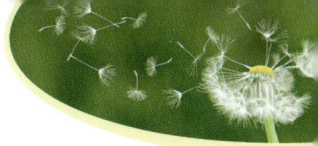

Selbsterkenntnis, zum Lernen und als Anlass, etwas Neues und anderes auszuprobieren. – Können Sie erkennen, wie viel leichter und hilfreicher so ein neuer Rahmen ist?

Praxis **Probieren Sie es mit den verschiedensten Situationen in Ihrem Alltag aus, wie spannend es ist, dem, was man sieht, einen anderen, ungewohnten Rahmen zu verpassen. Bei allem, was Sie ärgert, belastet oder irritiert, können Sie versuchen, einen Rahmen zu finden, wo dieselbe Situation interessant, lustig oder sogar angenehm erscheint. Das kann Ihr Leben manchmal sehr erleichtern.**

Versuch und Irrtum

Wenn immer alles problemlos verläuft, ist das gar nicht einmal so gut. Dass wir es uns einfacher machen – natürlich, das ist richtig so. Dass wir es uns *zu* einfach machen, bringt jedoch Nachteile mit sich.

Das ist in vielen Bereichen so. Wenn beispielsweise ein künstlicher Kanal gegraben wird, können Schiffe schneller und auf kürzerem Weg Güter transportieren. Doch der begradigte Wasserweg lässt keine Biotope zu, das Leben verödet, der Lauf des Wassers wird langweiliger. Und bei Hochwasser kann das Wasser nicht ausweichen. Oder wenn wir auf einer Autobahn fahren, vielleicht auch unter einem Berg hindurch, erreichen wir vielleicht schneller einen anderen Ort – doch die Fahrt selbst ist nur verlorene Zeit.

Kurven, kleine Umwege, Stellen, an denen es langsamer vorangeht: All das sind keine Nachteile, sondern erweisen sich langfristig als ein unverzichtbarer Teil eines wertvollen Weges. Das gilt für Wasserwege, Straßen und auch für Ihren Weg zu Ihrem Wunschgewicht.

Ein Weg ohne jedes Hindernis verliert seine Bedeutung. Wenn es also »Rückschläge« auf Ihrem Weg gibt, versuchen Sie, diese als das zu sehen, was sie wirklich sind: als etwas, das Ihren Weg sinnvoll macht.

Wichtig ist, dass es lebendig bleibt – denn so entspricht es Ihrem Leben. Ein Weg ohne jedes Hindernis, ohne jedes Problem verliert seine Bedeutung. Wenn Sie also »Rückschläge« auf Ihrem Weg haben, versuchen Sie, diese als das zu sehen, was sie wirklich sind: als Wegweiser, als interessante Haltepunkte, als etwas, das Ihren Weg sinnvoll macht und Sie dazulernen lässt.

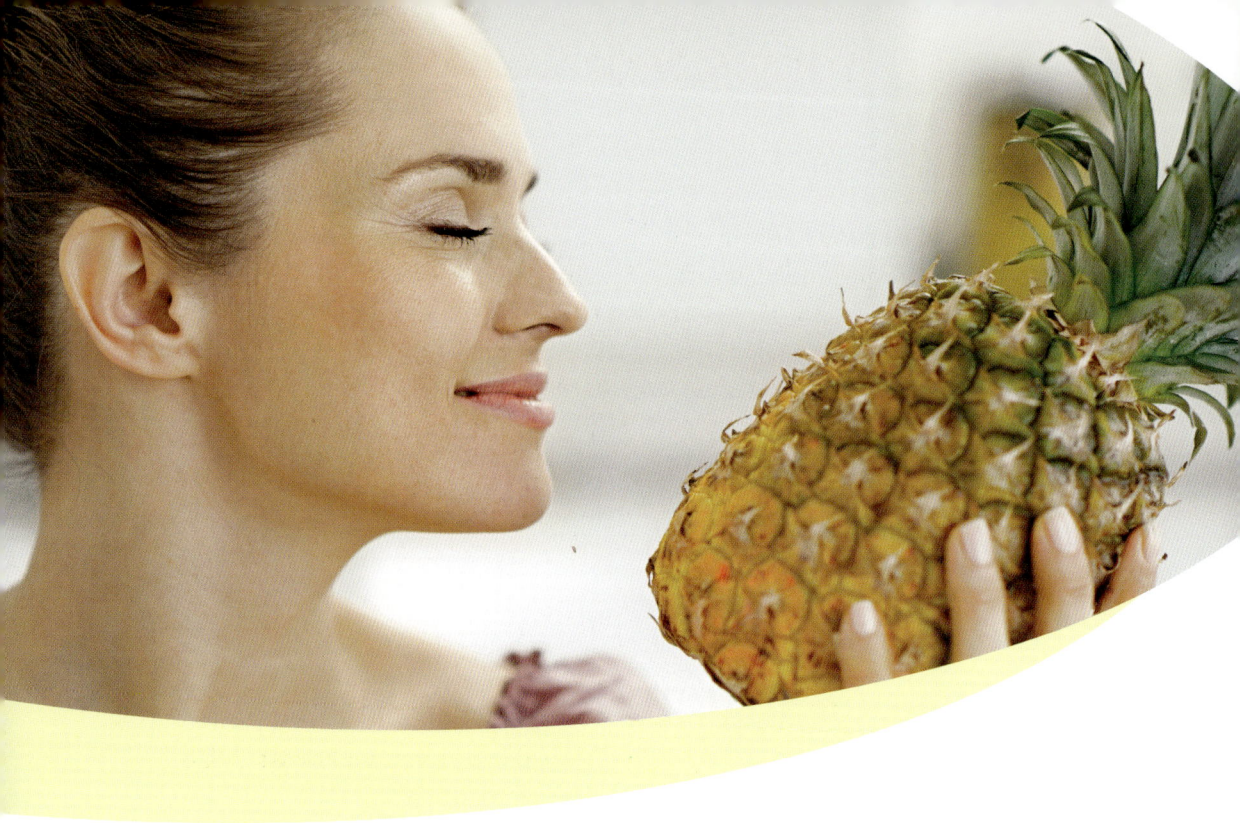

Der siebte Schritt:
Schlank durch Achtsamkeit

Sie haben nun schon vieles kennengelernt: Wie Sie Stress verringern, wie Sie Selbstvertrauen gewinnen, wie Sie sich ein gutes Ziel setzen. Sie haben neue Strategien entwickelt und herausgefunden, was Ihr Unterbewusstsein mit dem bisherigen Essensverhalten eigentlich bezweckt. Sie haben sogar gelernt, wie Sie Rückschläge leichter wegstecken und in positive Energie verwandeln können.

Das alles können Sie nicht an einem Tag lernen. Vielleicht haben Sie das Buch »verschlungen« und sind nun begierig darauf, es in die Tat umzusetzen. Mit Sicherheit werden Sie nun Schritt für Schritt, schneller und nachhaltiger als mit jeder Diät, Ihrem Wunschgewicht entgegengehen.

Unser siebter Schritt macht Ihnen das noch leichter. Wir kehren wieder zur

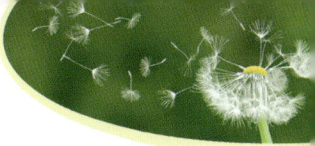

Achtsamkeit zurück: Und zwar ganz praktisch, so, dass Sie Achtsamkeit jederzeit üben können – und so, dass Sie die Erfolge sofort merken.

Wir stellen Ihnen dazu im Folgenden drei »Achtsamkeitstricks« vor, die Sie wirklich jeden Tag, bei jedem Essen anwenden können. Auch, wenn Sie die anderen Schritte erst noch gehen müssen. Achtsamkeit steht an erster und letzter Stelle.

Achtsamkeit ist der gesündeste geistige Zustand

Achtsamkeit hilft uns dabei, Stress abzubauen, Schmerzen zu lindern, glücklicher zu werden und sogar abzunehmen – und das Beste ist, dass das alles auch wissenschaftlich nachgewiesen werden konnte. Sie müssen also nicht an Achtsamkeit »glauben« – sie wirkt auf jeden Fall.

Ebenso wie in allen achtsamkeitsbasierten Therapien wird auch innerhalb der EGO-Diät großer Wert darauf gelegt, die Achtsamkeit auf sich selbst zu richten. Es geht darum, (nicht nur) beim Essen auf die eigenen Körperempfindungen, Emotionen und Gedankenmuster zu achten. Durch Achtsamkeit erwachen Sie aus dem Halb-

Achtsam mit sich zu sein bedeutet, wach, präsent und ganz bei sich selbst zu sein und den gegenwärtigen Augenblick offen wahrzunehmen.

schlaf, in dem die meisten Menschen den Großteil ihres Lebens verbringen. Achtsamkeit verbindet Sie mit dem Hier und Jetzt. Gerade beim Essen ist es wichtig, seine Aufmerksamkeit auf sich selbst, statt auf Fernseher, Smartphones, Zeitungen oder den Inhalt von Streitgesprächen zu richten. Zunächst wollen wir Ihnen nun noch einmal kurz in Erinnerung rufen, was Achtsamkeit bedeutet. Es ist keineswegs eine »esoterische« Angelegenheit. Achtsamkeit ist ganz im Gegenteil ein völlig normaler, gesunder, geistiger Zustand, den jeder von uns kennt. Vielleicht sogar der normalste und gesündeste.

Erst einmal ist Achtsamkeit einfach eine Fähigkeit. Und zwar die Fähigkeit,

- wach und präsent zu sein,
- ganz bei sich selbst zu sein,
- den gegenwärtigen Augenblick offen wahrzunehmen.

Wenn Sie achtsam sind, richten Sie Ihre Aufmerksamkeit ganz auf den gegenwärtigen Augenblick. Das ist nicht so selbstverständlich, wie es klingt. Fast immer ist unsere Aufmerksamkeit zerstreut. Wir tun dies und denken das und fühlen noch etwas anderes. Und schon springen wir zum nächsten Gedanken, zur nächsten Wahrnehmung, zum nächsten Gefühl. Es ist selten, dass wir etwas voll bewusst tun. Oft sind wir eher, wie in einer Art Halbschlaf und haben auf »Autopilot« umgeschaltet.

Gerade beim Essen kommt das oft vor. Sind Sie beim Essen wirklich »bei der Sache«? Wahrscheinlich nicht. Sonst hätten Sie vermutlich kaum Gewichtsprobleme!

Es gibt nur einen wirklichen Ernährungsfehler

Es ist oft von »Ernährungsfehlern« die Rede. Zu fett, zu salzig, zu süß, zu ungesund … Doch der größte, vielleicht sogar der einzige »Ernährungsfehler« liegt nicht etwa darin, dass wir zu viele gesättigte Fettsäuren oder raffinierte Kohlenhydrate zu uns nehmen, sondern darin, dass wir zu ferngesteuert essen.

Wenn wir Achtsamkeit üben, müssen wir die Fernsteuerung erst einmal ausschalten. Die drei im Folgenden vorgestellten kurzen Übungen helfen konkret dabei, Ess-Automatismen abzustellen.

Mit den Methoden in diesem Buch werden Sie Ihr Unterbewusstsein »umprogrammieren«. Und trotzdem ist Achtsamkeit unverzichtbar. Schon für die bisherigen Übungen haben Sie ja Achtsamkeit praktiziert: Immer dann, wenn Sie genau hingesehen haben, was ist, haben Sie sich in Achtsamkeit geübt. Und nur, wenn Sie sehen, was ist, können Sie bestimmen, was sein soll. Wenn Sie im »Autopilotmodus« sind, kann das gut gehen – wenn der Autopilot gut eingestellt ist. Und genau das wollen wir ja erreichen. Wenn der Autopilot aber noch auf alte Ess-Muster programmiert ist, können Sie nicht wirklich frei entscheiden. Beim Essen kann das die bekannten, unerwünschten Folgen haben.

Wenn wir Achtsamkeit üben, geht es darum, die Fernsteuerung erst einmal auszuschalten. Die folgenden drei kurzen Techniken helfen Ihnen ganz konkret dabei, Ess-Automatismen auszuschalten.

Das geht leicht. Aber auch Achtsamkeit braucht ein kleines bisschen Disziplin. Disziplin heißt aber nicht, dass Sie sich »zusammenreißen« müssen. Das wollen wir unbedingt vermeiden!

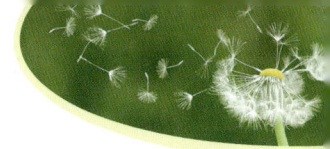

Disziplin in der Achtsamkeit heißt: Sich erinnern, aufzuwachen!

Die ersten beiden Übungen, die Sie im Folgenden kennenlernen, helfen Ihnen, Ihre Achtsamkeit einerseits auf den Vorgang des Essens, andererseits auch auf den Wert unserer Nahrung zu lenken. Bei der dritten Übung richten Sie die Achtsamkeit auf Momente, in denen Sie Hunger oder Appetit empfinden und lernen, alte Essmuster durch eine sehr einfache Entscheidung zu durchbrechen. Doch lassen Sie sich überraschen ...

Essen und sonst nichts

Es gibt Aspekte der Achtsamkeit, an die man zunächst vielleicht gar nicht denkt. Beispielsweise den, dass Achtsamkeit enorm dazu beiträgt, glücklich und zufrieden zu sein. Vielleicht glauben Sie ja, dass Ihre Gedanken oft abschweifen, weil Sie so viele Dinge zu tun haben und nicht ganz zufrieden mit Ihrem Leben sind. Psychologen der Harvarduniversität haben sich das genauer angesehen und festgestellt, dass es eher umgekehrt stimmt: Abschweifende Gedanken machen unglücklich. Je zerstreuter der Geist ist, desto größer die Unzufriedenheit.

Wenn Sie also oft nicht bei der Sache sind, ist die Wahrscheinlichkeit hoch, dass Sie auch oft unzufrieden sind. Und Unzufriedenheit macht nicht nur schlechte Laune, sondern auch dick. Wer nämlich mit seinen Gedanken nicht beim Essen ist, wenn er isst, merkt nicht wirklich, was auf dem Teller ist. Er genießt nicht, sondern schaufelt seine Nahrung unbewusst und mechanisch in sich hinein – und hört nicht so schnell auf damit, da er ja gar nicht so genau spürt, wann er satt ist und was er da tut.

Achtsames Essen ist eine Chance und die beste Gelegenheit, Achtsamkeit im Alltag zu üben und das Essen damit zu einer erholsamen Ruhepause für Körper und Geist werden zu lassen.

Nun können wir aber zwei Fliegen mit einer Klappe schlagen: Wir üben unsere Achtsamkeit, was uns zufriedener macht. Und schon wird eine Wurzel des Dickseins, nämlich die Unzufriedenheit, schwächer. Zum Zweiten üben wir die Achtsamkeit beim Essen – und spüren, was wir tun. Dadurch essen wir automatisch weniger und hören mehr auf die Signale unseres Körpers. Achtsames Essen ist die beste Gelegenheit, Achtsamkeit zu üben. Die Ablenkungen des Alltags verlieren ein Stück ihrer Macht über uns.

ÜBUNG

Mindestens einmal am Tag sollten Sie die Essenszeit als Achtsamkeitsübung nutzen. Sammeln Sie sich, kommen Sie zu sich und lassen Sie alles andere (Sie dürfen aber weiteratmen). Achten Sie dabei vor allem auf diese Dinge:

- **Sitzen Sie, anstatt beim Essen zu gehen oder zu stehen.**
- **Sehen Sie auf das Essen, nicht auf den Fernseher oder die Zeitung.**
- **Hören Sie auf Ihr Inneres, nicht aufs Radio oder das Handy.**
- **Schweigen Sie beim Essen.**

Sicher schaffen Sie das nicht bei jeder Hauptmahlzeit – ja vielleicht noch nicht einmal bei einer. Das macht nichts. Auch zwischendurch können Sie achtsames Essen üben. Ob Sie nun eine Banane, einen Apfel oder ein Croissant essen – tun Sie es einfach *achtsam*.

Nehmen Sie sich vor allem vor den typischen Ablenkern in Acht: während des Essens fernsehen oder Radio hören, die Zeitung lesen, Auto fahren, Gespräche führen oder auf dem Smartphone herumtippen. All diese Dinge sind »ganz normal«, aber tragen ihren Teil dazu bei, dass Sie Übergewicht bekommen. Konzentrieren Sie sich lieber ganz auf sich selbst und Ihr Essen. Manchmal klappt das vielleicht nicht – beispielsweise dann, wenn Sie Gastgeber eines Essens sind. Doch es geht viel öfter als Sie denken.

Das Universum in der Tasse

Achtsam zu essen, heißt, dass wir lernen, bewusster und wacher zu genießen. So lernen wir uns und unsere Denk- und Gefühlsmuster besser kennen. Achtsamkeit kann uns aber auch klarmachen, dass unsere Nahrung mit allem Leben um uns verbunden ist. Wenn uns das klar wird, werden wir ganz von selbst, ohne jeden Druck, eine ganz andere Beziehung zum Essen bekommen.

Alles ist mit allem verbunden: Das klingt ein bisschen abgehoben oder esoterisch. Aber Sie können es direkt erfahren, wenn Sie sich immer wieder einmal kurz bewusst machen, wie ein Lebensmittel zu Ihnen gekommen ist. Es ist ein kleines Wunder. Es verbindet Sie mit der ganzen Welt.

Was haben Sie denn heute gegessen? Gar nichts außer einer Tasse Tee und einem Joghurt? Wenn Sie nun anfangen, darüber nachzudenken – am bes-

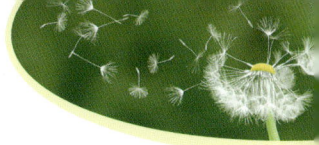

ten bildlich – kommen Sie so leicht an kein Ende. Der Tee wurde irgendwo in Indien angebaut. Die Teepflanzen wurden gesetzt, wuchsen heran, wurden dann geerntet. Stellen Sie sich vor, wie viele Menschen schon bis dahin daran gearbeitet haben, dass Sie heute Ihren Tee trinken konnten. Und das war ja erst der Anfang. Die Teeblätter wurden getrocknet, fermentiert, in große Ballen abgepackt und so weitertransportiert. Die Ballen wurden in Schiffe verladen, die sie nach Europa brachten. Können Sie die Lagerarbeiter und die Schiffsbesatzung vor sich sehen? Dann wurde

Achtsamkeit beim Essen kann uns klarmachen, dass unsere Nahrung mit allem Leben um uns verbunden ist. Und dann werden wir ganz von selbst eine ganz andere Beziehung zum Essen bekommen.

der Tee abgepackt und wurde an den Laden, in dem Sie ihn gekauft haben, geliefert. Auch daran waren Menschen beteiligt. Und wir haben uns noch gar nicht angesehen, wie die Verpackung zustande kam … Und über den Joghurt haben wir auch noch nicht nachgedacht.

Das hat nun ein paar Worte gebraucht. Doch Sie brauchen für diese Übung gar nicht lang. Halten Sie nur kurz inne, um einen kleinen inneren Film ablaufen zu lassen, von vielleicht nur ein paar Sekunden. Ihr Blick weitet sich. Achtsamkeit heißt auch, dass wir uns bewusst werden, dass kein Lebensmittel eine Selbstverständlichkeit ist. Nicht einmal eine Tasse Tee oder Kaffee oder eine trockene Scheibe Brot. Damit wir sie trinken oder essen können, sind unzählige Menschen, oft aus den unterschiedlichsten Teilen der Welt, nötig. Mit einem kurzen achtsamen Blick tauchen Sie in ein Universum ein, in dem die Dinge und die Menschen auf der ganzen Welt durch ein unsichtbares Netz verbunden sind. Wenn Sie diese Übung auch nur für

ÜBUNG

Sie können diese kleine Übung beim Einkaufen, beim Kochen oder beim Essen machen. Halten Sie nur kurz inne und machen Sie sich bewusst:

- **Woher kommt mein Essen?**
- **Welche Menschen haben dazu beigetragen, dass ich es essen kann?**

Es geht bei dieser Übung nicht um Wissen, nicht darum, das zu analysieren. Viele Dinge wissen Sie nicht und können Sie auch nicht wissen. Denken Sie weniger mit dem Kopf darüber nach als mit dem Herzen. Führen Sie es sich kurz bildlich vor Augen. Mit dieser Übung verbinden Sie sich mit der Fülle des Seins, die wir so oft aus den Augen verlieren.

ein paar Sekunden machen und in die Tiefe tauchen, werden Sie zwei interessante Nebenwirkungen der Achtsamkeit kennenlernen: Staunen und Dankbarkeit.

Ein bisschen später ...

Durch Selbstdisziplin abzunehmen ist sehr mühsam. Tatsächlich ist es so schwierig, dass es für die meisten Menschen unmöglich ist. Die innere Stimme, die uns dazu drängt, etwas Leckeres zu essen – unseren inneren Genießer, den wir einst so unfreundlich »innerer Schweinehund« genannt haben – können wir jedoch oft mit einem einfachen »Trick« davon überzeugen, dass eine sofortige Befriedigung gar nicht so befriedigend ist.

Wie bei allen unseren Übungen ist dabei der Aufwand an Selbstdisziplin äußerst gering. Es ist nur ein ganz kleiner Schritt. Doch es ist ein Schritt, der in die richtige Richtung führt und auch unsere Selbstdisziplin stärkt. – Das Geheimnis ist das, was Sie

Achtsam zu essen ist ganz einfach: Es bedeutet, sein Essen unabgelenkt und mit allen Sinnen im Hier und Jetzt zu genießen.

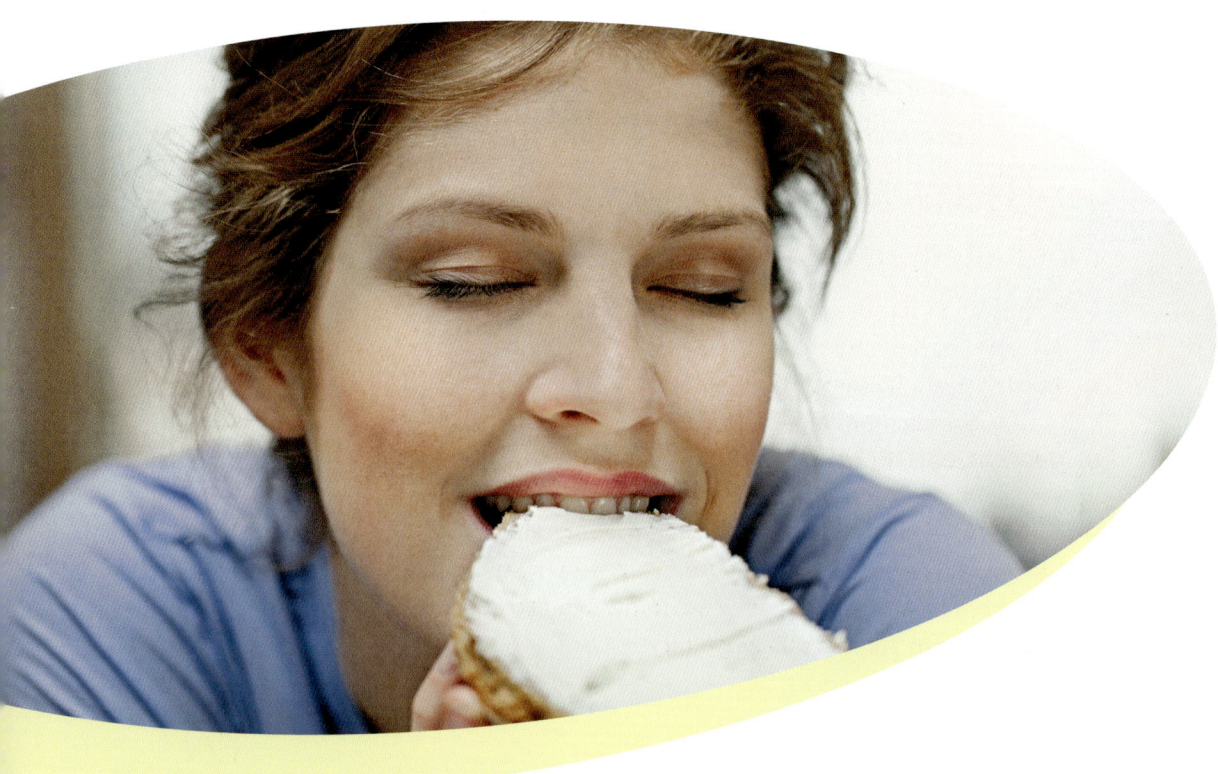

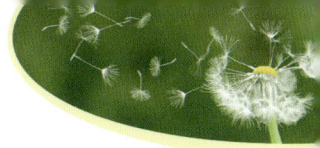

schon beim inneren Gespräch kennengelernt haben: Sie müssen die gute Absicht Ihrer inneren Persönlichkeit berücksichtigen, wenn Sie Erfolg haben wollen. Das geht ganz leicht, wenn Sie sich sagen: »O.k., ich will jetzt das essen. In Ordnung, das mache ich auch – aber ein bisschen später.« Dieses Aufschieben wird Ihnen ziemlich leichtfallen, obwohl Sie es wirklich nur aufschieben; sagen wir einmal fünf bis zehn Minuten. Dann »dürfen« Sie, bzw. Ihr innerer Genießer. Doch das Witzige ist: Oft ist die Lust dann verschwunden. Ihr innerer Genießer hat gemerkt, dass es vielleicht sogar eine größere Befriedigung ist, zu verzichten.

Und wenn Sie dann doch noch Lust auf Essen haben – tun Sie es. Sie haben bereits etwas Wichtiges getan: Denn jedes Mal, wenn Sie der Versuchung ein Weilchen widerstehen, indem Sie den Genuss aufschieben, wächst Ihre Selbstdisziplin, wie ein Muskel, den Sie trainieren. Und übrigens ist der Genuss nach dem Aufschieben umso größer.

Jedes Mal, wenn Sie innerlich »ein bisschen später« sagen, machen Sie die Erfahrung, dass Sie nicht automatisch handeln müssen, sondern dass Sie tatsächlich die Wahl haben. Das Aufschieben gibt Ihnen Zeit, genau hinzusehen, was Sie wirklich spüren. Sie befreien sich aus dem Autopilotmodus und bestimmen, wo es langgeht. Und Sie werden feststellen, dass der spontane Appetit, die Gier oft so schnell verschwinden, wie sie gekommen sind. Die folgende Übung finden Sie in unserem **Audio-Download** »Stopp sagen«.

ÜBUNG
Innehalten, hinsehen, hinspüren: STOP

Zum Anhören der Audio-Datei den Code scannen!

S: Sagen Sie sich selbst, beziehungsweise Ihrem inneren Genießer, wenn Sie der Appetit überkommt: »Warte! Jetzt noch nicht. Ein bisschen später …«

T: Tauchen Sie kurz in Ihr Inneres ein. Machen Sie sich bewusst, wie Sie sich gerade fühlen, was Sie fühlen, was in Ihnen geschieht.

O: Observieren Sie sich selbst. Beobachten Sie: Was geschieht mit der Ess-Lust? Was will sie Ihnen wirklich sagen?

P: Probieren Sie aus, was dann geschieht, und fahren Sie fort mit dem, was Sie tun. Vielleicht ist die Versuchung schon ganz verschwunden, vielleicht ein wenig, vielleicht ist sie noch da. Aber Sie haben sie immerhin aufgeschoben, Ihre Achtsamkeit geübt und Ihren »Disziplinmuskel« gestärkt!

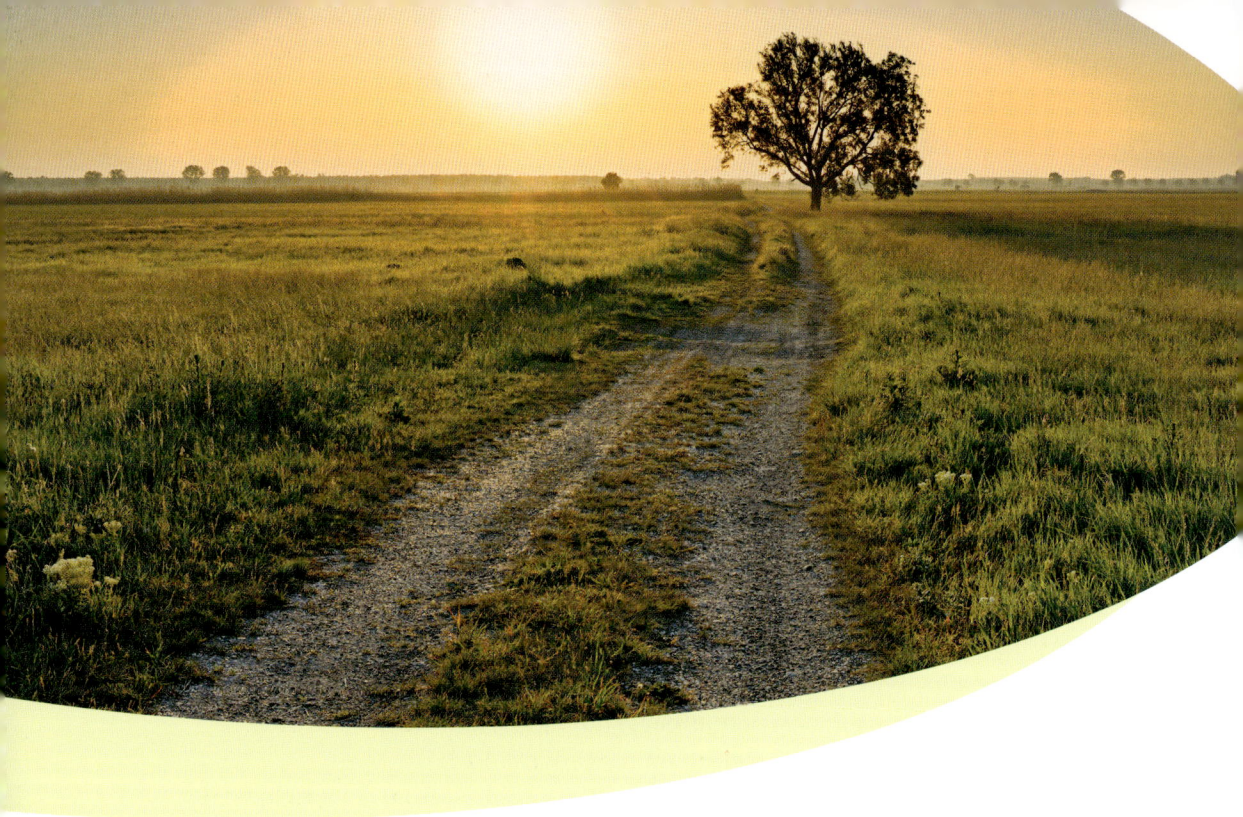

Nur der Anfang
des Weges

Das, was Sie in diesem Buch gelernt haben, wird Sie zu Ihrem Wunschgewicht führen. Das war ja auch der Grund, warum Sie dieses Buch gekauft haben und worum es Ihnen ging.

Wir hoffen jedoch, dass Sie auf diesem Weg zu Ihrem Wunschgewicht noch mehr mitnehmen konnten. Vielleicht ist es Ihnen dieses »mehr« nicht so deutlich geworden, weil Sie an dem konkreten Ziel »Gewicht verlieren« gearbeitet haben – und das war ja auch gut so. Wenn Sie nun zurückblicken und genau hinsehen, können Sie erkennen, dass sämtliche Übungen und neuen Sichtweisen, die Sie dabei gelernt haben, auch für alle anderen Schwierigkeiten und für alle anderen Ziele, die Sie sich in Ihrem Leben setzen, hilfreich sein können.

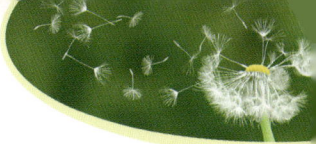

Sie haben gelernt,

- wie Sie sich entspannen und wie Sie Gelassenheit in Ihren Geist einkehren lassen,
- wie Sie Stress abbauen,
- wie Sie Gefühle und Gedanken, die Sie daran hindern, Ihre Ziele zu erreichen, verändern können,
- wie Sie mehr Selbstbewusstsein gewinnen,
- wie Sie sich motivierende Ziele setzen und wie Sie die Motivation steigern können,
- wie Sie Gewohnheiten verändern, indem Sie die inneren Strategien verändern,
- wie Sie die Energie all Ihrer Motive, Ihrer »inneren Persönlichkeiten«, nutzen, um Ihre Möglichkeiten zu erweitern,
- wie Sie innere Konflikte schlichten und dadurch an Kraft gewinnen,
- wie Sie mit Rückschlägen sinnvoll umgehen und
- wie Sie Achtsamkeit üben können und dadurch an Klarheit gewinnen.

Ihr Weg zu Ihrem Wunschgewicht, oder zumindest in seine Nähe, ist also eine Erfahrung geworden, die Ihr Leben bereichert. Und das bedeutet wiederum, dass auch das zu hohe Gewicht, dass Sie eine Weile mit sich herumgetragen haben, einen sinnvollen Zweck erfüllt hat – sonst wären Sie vielleicht nie auf die Möglichkeiten gestoßen, die Sie jetzt haben.

Sämtliche Übungen und neuen Sichtweisen, die Sie in diesem Buch gelernt haben, können auch für alle anderen Schwierigkeiten und für alle anderen Ziele, die Sie sich in Ihrem Leben setzen, hilfreich sein.

Vielleicht haben Sie auf dem Weg zu Ihrem Wunschgewicht auch erkannt, dass ein schlanker, gesunder, fitter Körper etwas Wunderbares ist – aber nicht im Entferntesten alles. Es steckt viel mehr in Ihnen, als Sie glauben. Wenn Sie erfolgreich Ihr angestrebtes Gewicht erreicht haben, ist das nur der Anfang. Setzen Sie sich am besten gleich ein neues Ziel – eines, das mit dem Körpergewicht gar nichts zu tun hat. Auch das werden Sie erreichen können!

Abnehmen ist nur der Anfang. Aber das, was darauf folgt, kann noch viel spannender und lohnender sein.

Wir wünschen Ihnen das Beste auf Ihrem Weg.

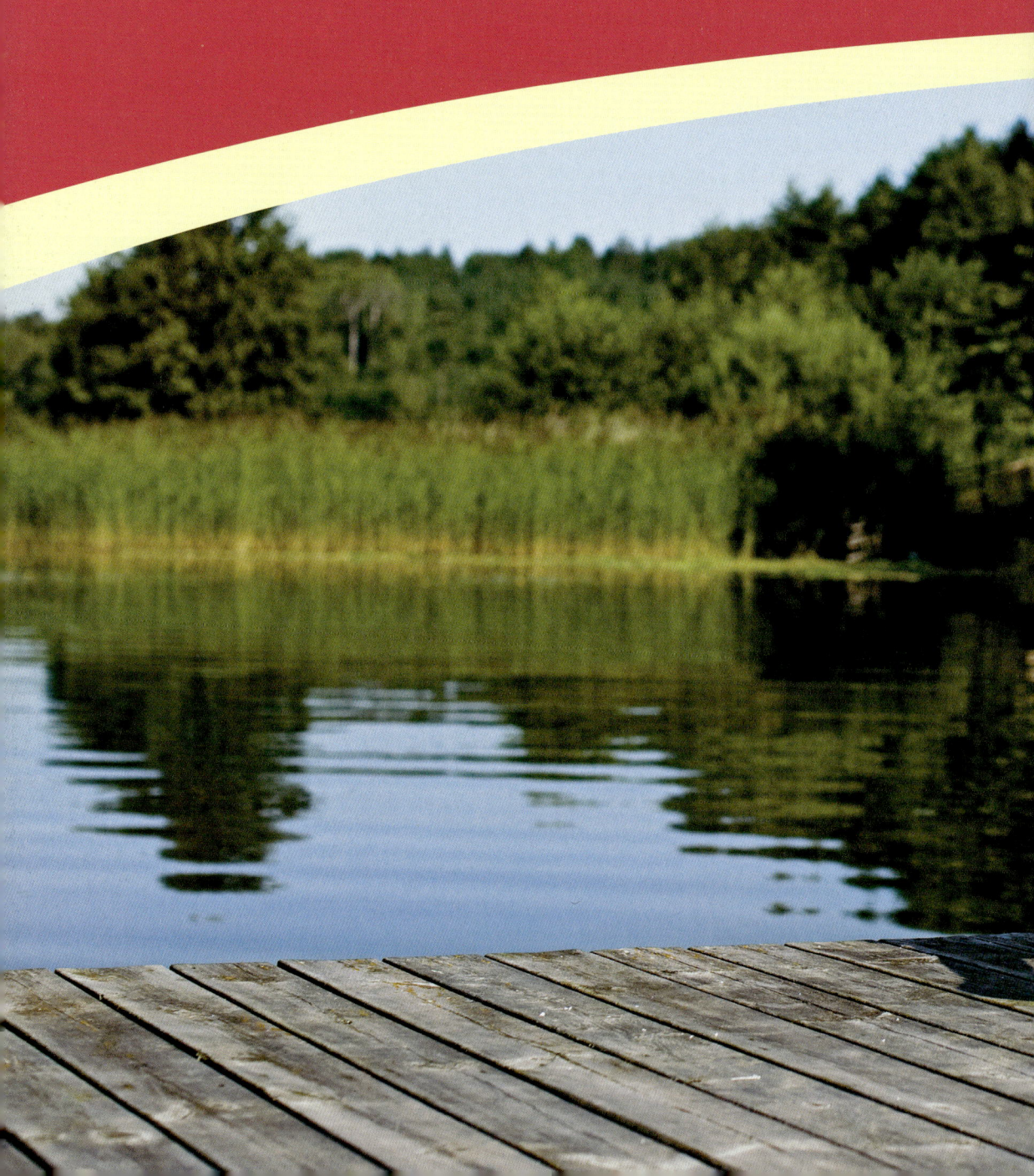

Die Rezepte

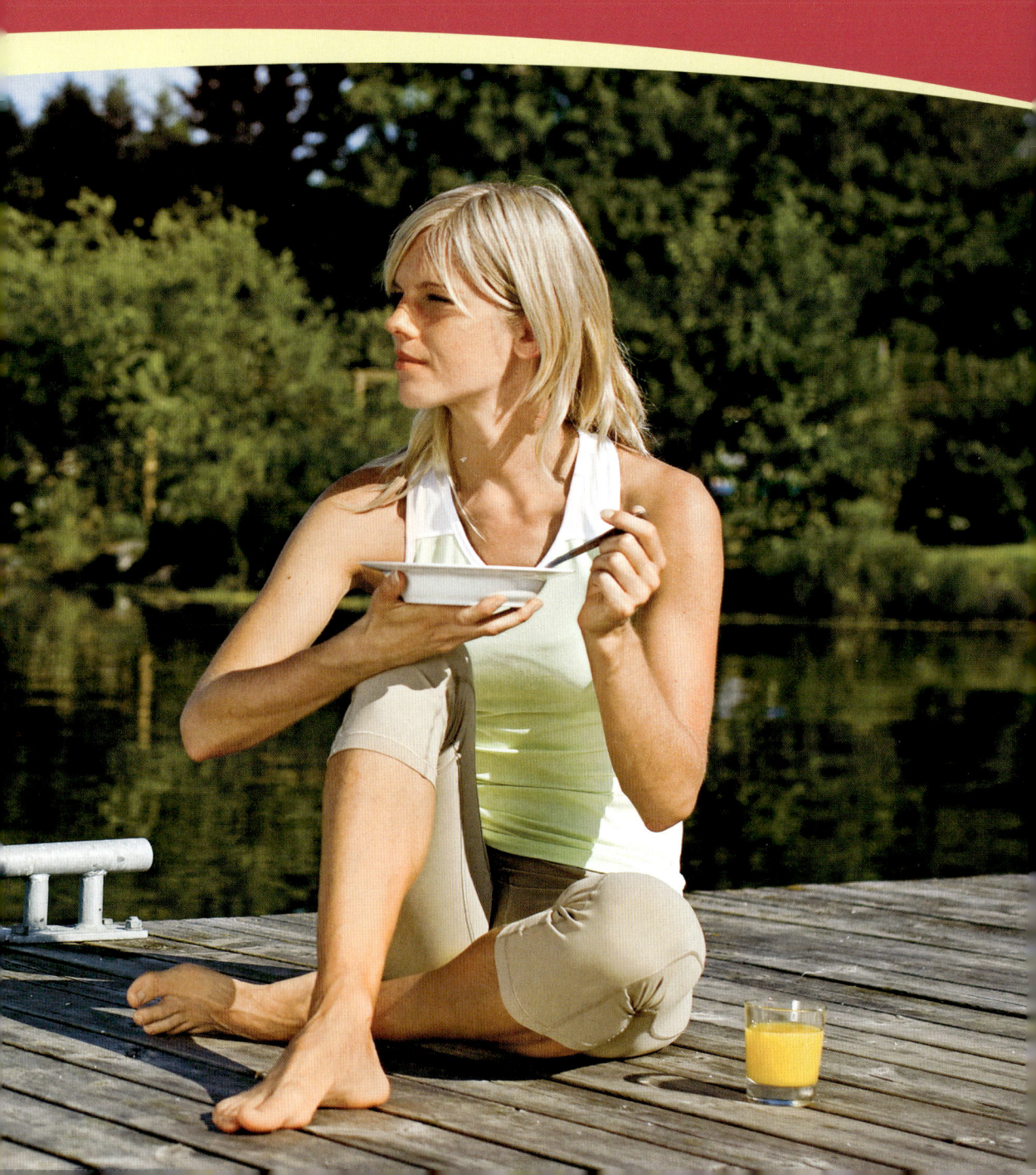

Kochen ist eine wunderbare Tätigkeit, bei der Sie Ihre Achtsamkeit üben und gleichzeitig genießen können.

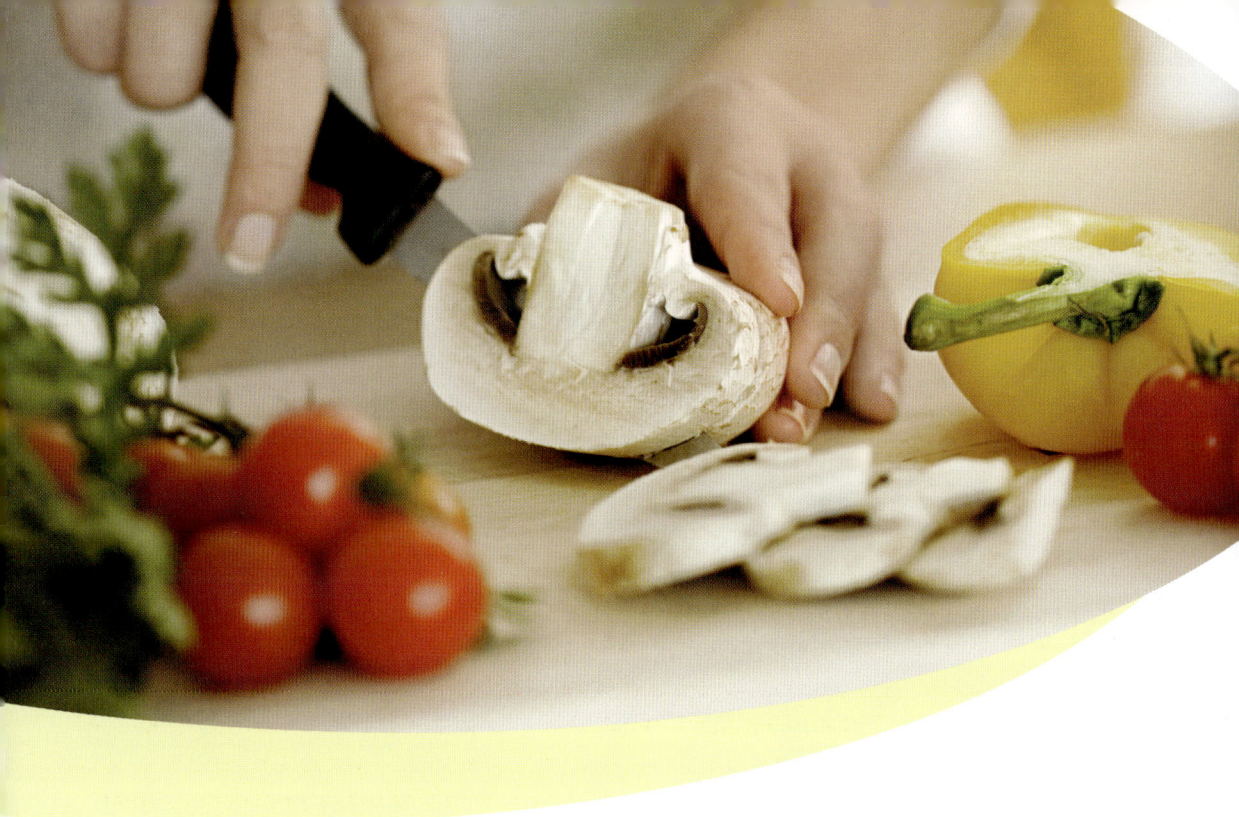

Leichte Rezepte
Schnell zubereitetes Wohlfühlessen

Um das Buch abzurunden, wollen wir Ihnen das Essen noch einmal möglichst leichtmachen – und zwar im doppelten Sinn: Die folgenden Rezepte sind leicht für die Verdauung und leicht zuzubereiten. Wenn Sie weniger Zeit in der Küche und mit Verdauen zubringen, haben Sie mehr Zeit für sich – beispielsweise dafür, mehr zu genießen und mehr zu spüren.

Wir stellen Ihnen auf den folgenden Seiten Rezepte für eine Woche vor. Für Frühstück, Mittagessen und Abendessen.

Alle Rezepte sind für zwei Personen gedacht.

Die Rezepte sind einfach, leicht und – hoffentlich! – lecker. Das lässt genug Raum für einen weiteren Aspekt des Kochens: Achtsamkeit. Sie haben in diesem Buch bereits einiges über Achtsamkeit gehört und wissen, dass diese ein wichtiger Schlüssel zu Ihrem Wunschgewicht ist. Und wo könnten Sie achtsames Essen – außer beim Essen selbst –, besser üben als bei der Zubereitung der Speisen?

Kochen ist eine wunderbare Achtsamkeitsübung. Und Sie werden, wenn Sie achtsam kochen, einen interessanten Nebeneffekt spüren, den viele große Köche kennen: Bereits das Kochen macht satt!

Kochen als Achtsamkeitsübung

Um Achtsamkeit beim Kochen zu üben, tun Sie jeden Zubereitungsschritt ganz bewusst. Ob Sie Gemüse schneiden, Wasser in den Kochtopf füllen oder abschmecken – immer sind Sie mit vollem Bewusstsein dabei. Dadurch wird das Zubereiten einer einfachen Mahlzeit zu einer Meditation, die Ruhe in Ihren Geist einkehren lässt, Ihren Körper und Ihre Seele satt macht und sehr befriedigend ist.

Dadurch, dass die Rezepte so einfach sind, können Sie sich noch besser auf die einzelnen Schritte konzentrieren und sich ganz in Ihr Tun vertiefen. Dadurch dass die Rezepte leicht, im Sinne von leicht verdaulich, nicht belastend, sind, werden Sie noch lieber darangehen.

Sie werden, wenn Sie achtsam kochen, einen interessanten Nebeneffekt spüren, den übrigens viele große Köche kennen: dass bereits das ganz bewusste Zubereiten der Speisen satt macht.

Abnehmen als ganzheitliche Aufgabe

Sie haben in diesem Buch gelernt, sich zu entspannen, Ihre Seele vom Diätwahn zu befreien, Ihre Essmuster tief greifend zu verändern, ein gesundes Ego zu entwickeln und Ihrem eigenen Weg zu folgen. Dabei haben Sie sich selbst besser kennen- und schätzen gelernt. Und bestimmt haben Sie auch schon abgenommen.

Und nun lassen Sie es sich schmecken!

Traummüsli-Grundrezept

Warum sollte man Fertigmüsli aus dem Supermarkt kaufen? Das geht kaum schneller, als ganz einfach die Zutaten zu kaufen, die es ebenfalls im Supermarkt gibt. Und dann kann man sich sein Traummüsli selbst zusammenstellen. Das schmeckt nicht nur besser, sondern durch die achtsame Zusammenstellung ist der gesamte Genuss viel höher. Und das Experimentieren mit immer wieder neuen Kombinationen macht Spaß!

Zutaten fürs individuelle Traummüsli

Grundlagen	Extras	Feinheiten
Haferflocken, Weizenflocken, Dinkelflocken	Rosinen und andere getrocknete Beeren und Früchte: Bananen, Datteln, Feigen …	Pistazienkerne, Pinienkerne, Schokoraspel, Kokosraspel
Cornflakes	Nüsse und Kerne: Haselnüsse, Walnüsse, Mandeln, Cashewnüsse, Sonnenblumenkerne, Kürbiskerne	
Puffreis		

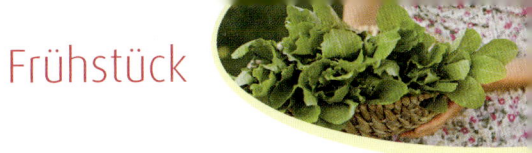

Drachen-Traummüsli

1 Von der Drachenfrucht oben und unten die Spitze bis knapp ins Fruchtfleisch abschneiden und die Schale mithilfe eines kleinen Messers abziehen.

2 Das Drachenfrucht-Fruchtfleisch in Würfel schneiden. Mit dem selbst gemischten Traummüsli in eine Schale geben, Sojamilch drüber – fertig zum Genießen.

Zubereitungszeit etwa 5 Minuten

Zutaten für 2 Personen

1 Drachenfrucht (Pitahaya)

2 Tassen selbst zusammengestelltes Traummüsli (siehe linke Seite)

2 Tassen Sojamilch

Winter-Traummüsli

1 Den Apfel schälen, vierteln, das Kernhaus entfernen und die Apfelviertel in feine Scheibchen schneiden.

2 Die Apfelscheibchen mit Zimt, Zucker und Rosinen in einer Schale vermischen.

3 Persönliches Traummüsli hinzugeben. In zwei Portionen aufteilen, Milch dazugeben und genießen.

Zubereitungszeit etwa 5 Minuten

Zutaten für 2 Personen

1 Apfel

1/2 TL Zimtpulver

1 EL brauner Zucker

1 EL Rosinen

2 Portionen selbst zusammengestelltes Traummüsli (siehe linke Seite)

250 ml Sojamilch

Serafinas Frühstücksomeletts

Zutaten für 2 Personen
2 Eier
2 hauchdünne Scheiben
Serrano-Schinken
2 Champignons
1 kleine Tomate
Salz, Pfeffer
1 EL gehackte Petersilie
Außerdem:
2 Spiegeleiformen

1 Die Eier in eine Schüssel aufschlagen und darin verquirlen. Den Schinken in kleine Stücke zupfen. Champignons putzen, die Tomate waschen und beides in kleine Stücke schneiden.

2 Eine ofenfeste beschichtete Pfanne erhitzen und den Backofen auf 170 Grad vorheizen. Champignons und Tomatenstücke mit dem Ei verrühren. Salz und Pfeffer nach Geschmack zugeben.

3 Zwei Spiegeleiformen in die Pfanne legen und die Omelettmasse in die Formen gießen. Schinkenstückchen hinzufügen und leicht unterheben.

4 Wenn die Masse nach ca. 3 Minuten fest wird, die vorgebratenen Omeletts in den Backofen stellen. Nach 5 Minuten sind die Omeletts fertig und werden vor dem Servieren noch mit Petersilie dekoriert.

Zubereitungszeit etwa 15 Minuten

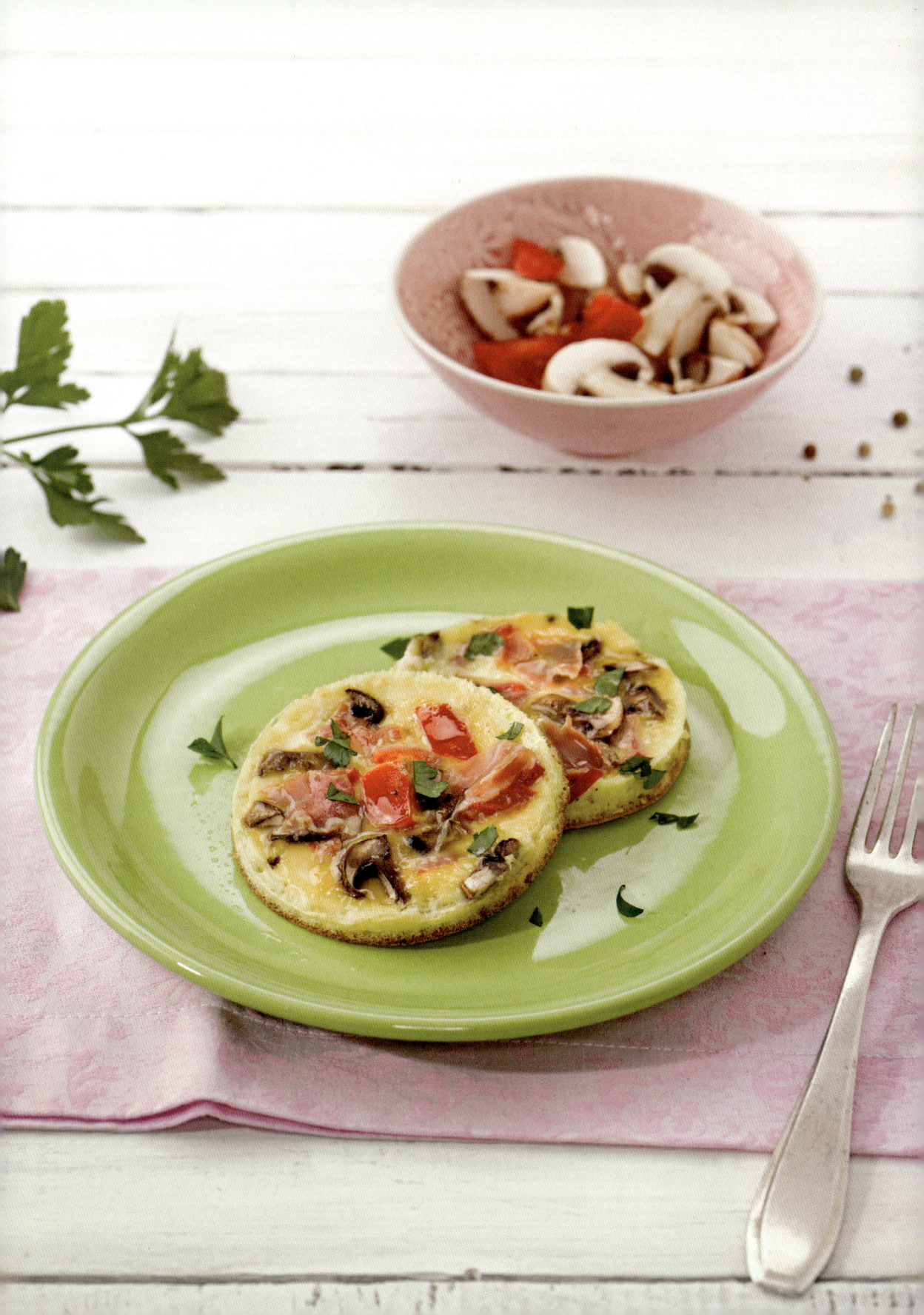

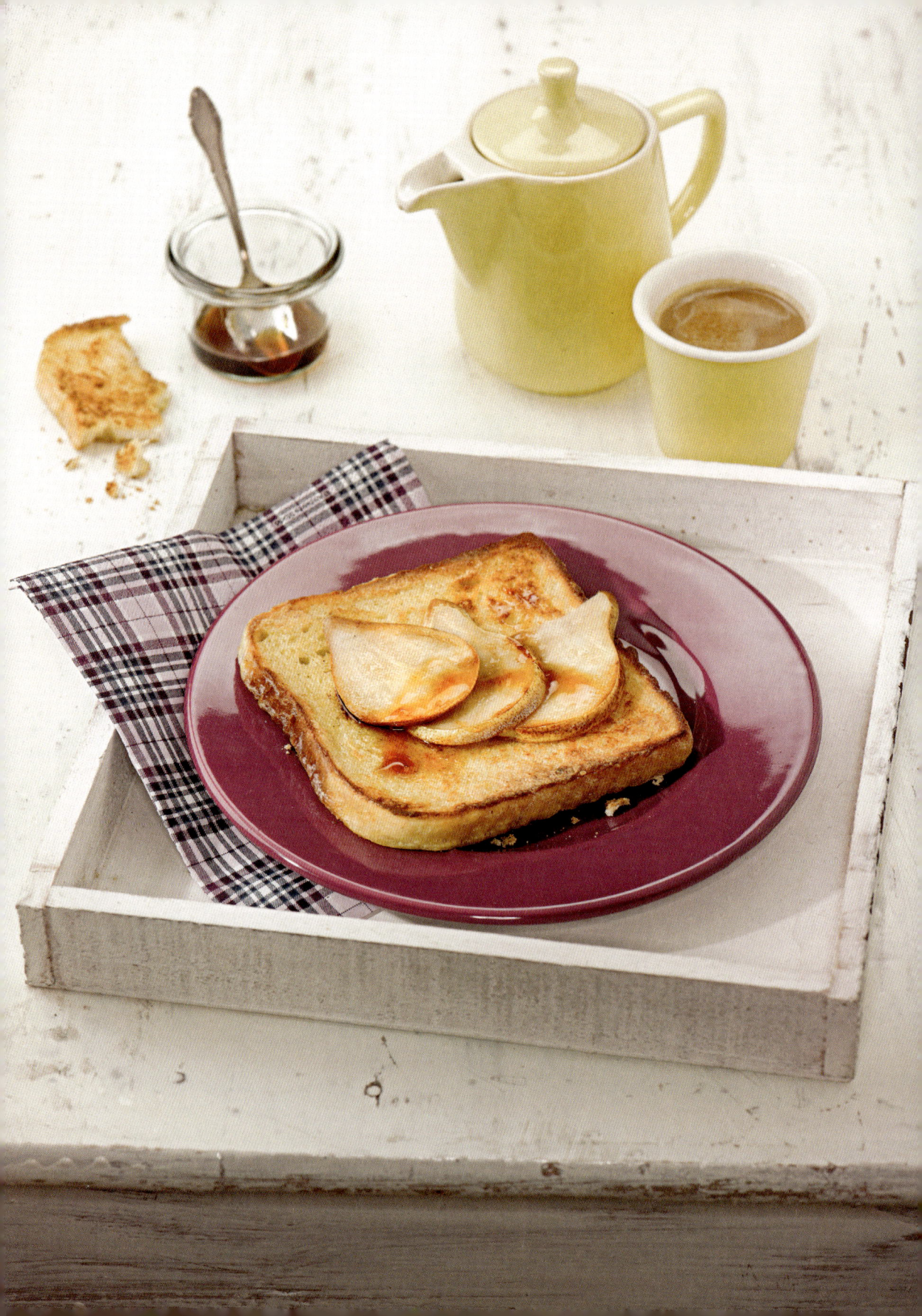

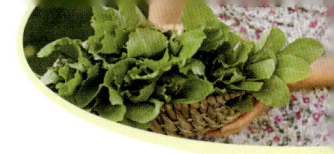

Frühstücks-Toast »Paris – Toronto«

Zutaten für 2 Personen
1 Ei
50 ml (Soja-)Milch
1/2 TL Zimtpulver
1 TL Vanillezucker
2 Scheiben American-Sandwich-Toast
1 EL Butter
1 Birne
etwas Ahornsirup

1 Das Ei aufschlagen und mit Milch, Zimt und Vanille-zucker gut verrühren, so dass es eine homogene, zähe Flüssigkeit ergibt. Diese auf einen flachen Teller gießen.

2 Die Toastscheiben in die vorbereitete Ei-Vanille-Zimt-Milch legen, diese kurz einziehen lassen, dann die Toastscheiben wenden und die Flüssigkeit auch von der anderen Seite einziehen lassen.

3 In einer Pfanne bei mittlerer Hitze die Butter erhitzen. Die vollgesogenen Brotscheiben erst abtropfen lassen und dann in die heiße Butter geben. Bei weiterhin mittle-rer Hitze unter mehrmaligem Wenden langsam goldbraun werden lassen.

4 Inzwischen die Birne waschen, das Kernhaus ent-fernen und die Birne in möglichst dünne Scheiben schneiden. Die Toastscheiben aus der Pfanne nehmen und die Birnenscheiben kurz darin anbraten. Dann aus der Pfanne nehmen und auf die Toasts legen.

5 Zum Servieren ein wenig Ahornsirup über die Früh-stücks-Toasts gießen.

Zubereitungszeit etwa 15 Minuten

Vegane Apfelmus-Pancakes

Zutaten für 2 Personen

ca. 130 ml naturtrüber Apfelsaft (nicht mit Gelatine geklärt!)

ca. 130 ml Sojamilch

200 g Weizenmehl

2 TL Backpulver

1 Prise Salz

Pflanzenfett zum Ausbacken

150 ml Apfelmus

Puderzucker und Kakaopulver nach Belieben

1 Apfelsaft, Sojamilch, Mehl, Backpulver und Salz in einer Schüssel mit dem Schneebesen zu einem glatten Teig verrühren.

2 Pflanzenfett in der Pfanne erhitzen und Teigmasse für einen Pancake hineingeben. Durch Schwenken verteilen und den Pancake nach ca. 90 Sekunden wenden.

3 Wenn alle Pancakes gebacken sind, diese dünn mit Apfelmus bestreichen und zusammenrollen. Nach Belieben mit Puderzucker und Kakaopulver dekorieren.

Zubereitungszeit 10–15 Minuten

Sesam-öffne-dich-Brötchen

Zutaten für 2 Personen

2 Sesambrötchen

3 EL Frischkäse

2 Frühlingszwiebeln

4 Radieschen

Salz, schwarzer Pfeffer aus der Mühle

etwas Zitronensaft

1 Die Sesambrötchen aufschneiden und jede Hälfte mit Frischkäse bestreichen.

2 Frühlingszwiebeln und Radieschen waschen, putzen und in dünne Scheiben schneiden. Diese in den Frischkäse stecken. Eine Prise Salz, reichlich Pfeffer und einen Spritzer Zitronensaft daraufgeben. Die Brötchenhälften übereinanderlegen – so kann man das Frühstück auch leicht mitnehmen.

Zubereitungszeit etwa 5 Minuten

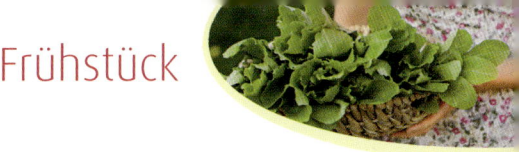

Apfel-Plus-Mus

1 Die halbe Zitrone auspressen. Apfel schälen, das Kernhaus entfernen und den Apfel in kleine Stücke schneiden. Diese in Zitronensaft wenden, das verhindert das Braunwerden.

2 Die Banane schälen und in kleine Stücke schneiden. Orange oder Kiwi schälen und ebenfalls in kleine Stücke zerschneiden.

3 Zwei Drittel der Fruchtstücke und zwei Drittel der Haferflocken in ein hohes Gefäß geben und mit dem Mixstab pürieren.

4 Die verbliebenen Fruchtstücke auf zwei Schalen aufteilen, das pürierte Hafer-Frucht-Mus darübergeben und die restlichen Haferflocken darüberstreuen.

Zubereitungszeit etwa 10 Minuten

Tipp *Äpfel reifen noch weiter, nachdem sie geerntet wurden. Beim Nachreifen wird Ethylen abgegeben, das dazu führt, dass auch andere Früchte schneller nachreifen. Wenn Sie einen nachreifenden Apfel zu noch unreifen Bananen legen und die Früchte abdecken, werden die Bananen schnell reif sein, erkennbar an kleinen braunen Punkten auf der Bananenschale.*

Zutaten für 2 Personen
1/2 Zitrone
1 Apfel
1 Banane
1 Orange oder 1 Kiwi
3–4 EL Haferflocken

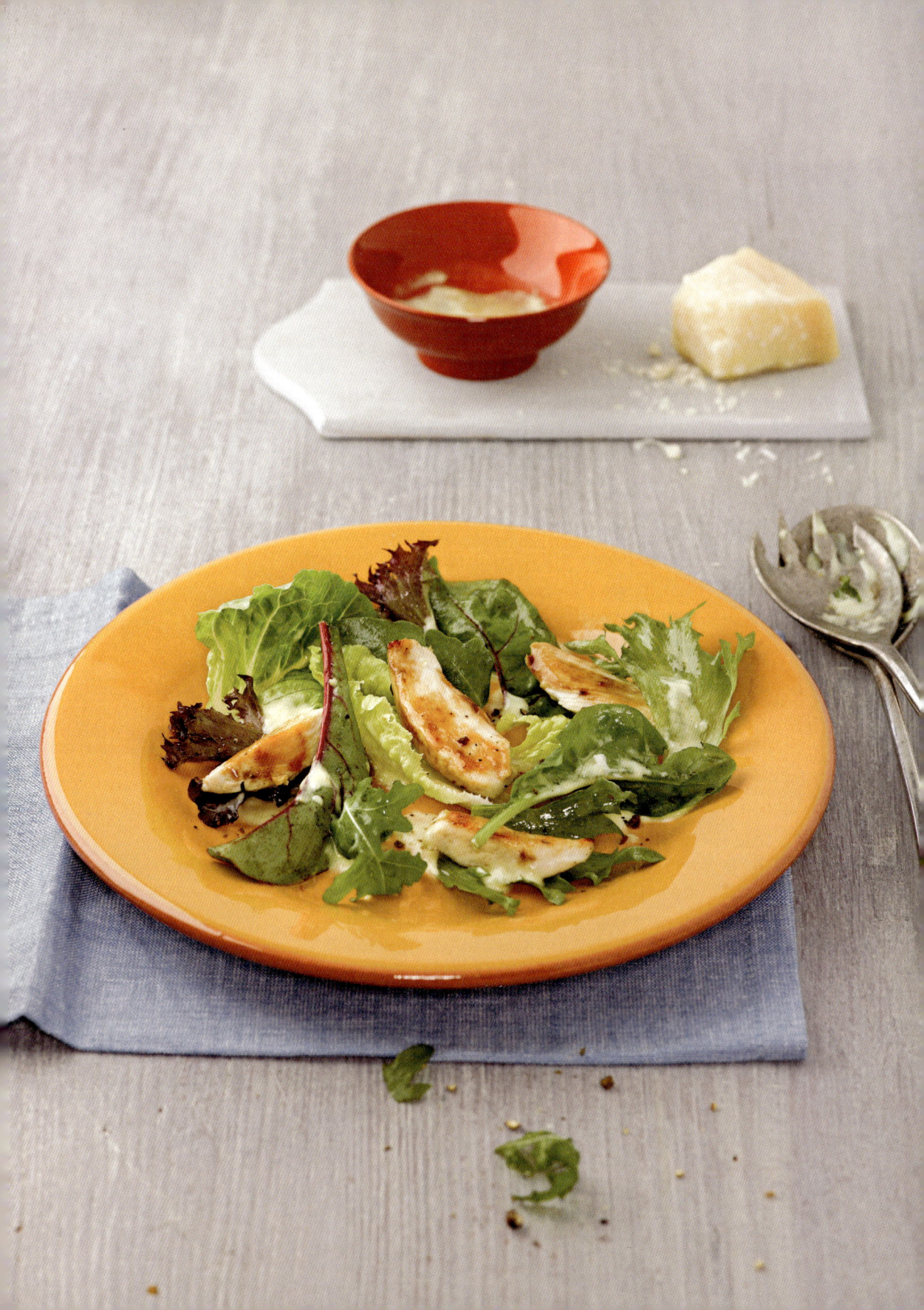

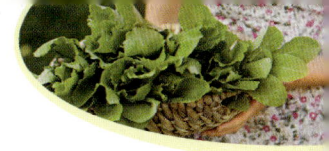

Kaiserlicher Hähnchenstreifen-Salat

Zutaten für 2 Personen

300 g Hähnchenbrust-filet

4 EL Öl

Salz, Pfeffer

1 TL süße Sojasauce

2 Portionen gemischte Blattsalate

1/2 Becher Naturjoghurt (50–75 g)

3 EL frisch geriebener Parmesan

1 TL mittelscharfer Senf

1 EL Sherryessig (ersatz-weise guter Weißwein-essig)

1 Hähnchenbrustfilet in Streifen schneiden. 1 EL Öl in einer Pfanne erhitzen, Hähnchenbruststreifen hineingeben und scharf anbraten. Mit Salz, Pfeffer und ein wenig süßer Sojasauce würzen.

2 Den Salat waschen, trockenschütteln, die Blätter klein schneiden und auf zwei Teller aufteilen.

3 Für das Salatdressing Joghurt, Parmesan, Senf, Sherryessig und restliches Öl gut vermischen. Mit Salz und Pfeffer abschmecken.

4 Das Dressing über den Salat verteilen und diesen durchmischen. Schließlich die gebratenen Hähnchen-streifen daraufgeben.

Zubereitungszeit etwa 15 Minuten

Zucchini mit vegetarischer Füllung

Zutaten für 2 Personen

2 mittelgroße Zucchini (Durchmesser etwas größer als der der Kirschtomaten)

6 Kirschtomaten

2 Frühlingszwiebeln

1 EL Öl

1 TL Paprikapulver

Salz, Pfeffer

4 Blätter Basilikum

einige Halme frischer Schnittlauch

2 EL Crème fraîche

2 EL frisch geriebener Parmesan

Außerdem:

Apfelausstecher

1 Die Zucchini waschen und quer in jeweils drei gleich große Stücke schneiden. Bei den Endstücken das Ende abschneiden. Zucchinistücke mit dem Apfelausstecher aushöhlen, dabei komplett durchbohren. Das Zucchinifleisch beiseite stellen.

2 Kirschtomaten waschen und in jedes ausgehöhlte Zucchinistück je eine Kirschtomate stecken. Die Zucchini mit der Tomate nach unten in eine Auflaufform stellen. Den Backofen auf 180 Grad vorheizen.

3 Frühlingszwiebeln waschen, putzen und klein hacken, in einer Pfanne im Öl anbraten und mit Paprikapulver, Salz und Pfeffer würzen. Das Zucchinifleisch dazugeben und kurz andünsten. Basilikumblätter zerkleinern und unterheben. Nun diese Füllung in die Zucchini geben.

4 Den Schnittlauch waschen, trockentupfen und in Röllchen schneiden, in einer Schale mit Crème fraîche und Parmesan verrühren. Die Creme über den gefüllten Zucchini verteilen und diese im heißen Backofen ca. 20 Minuten backen.

Tipp *Dazu passt Reis.*

Zubereitungszeit etwa 40 Minuten

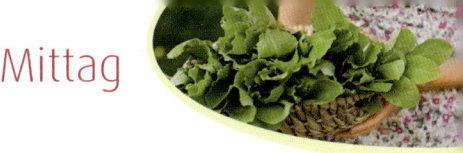

Kanton-Gemüse-Hähnchen-Pfanne

1 Den Reis in den Reiskocher geben, dann ist er gar, wenn die Pfanne zubereitet ist. Das Hähnchenbrustfilet in mundgerechte Stücke schneiden.

2 Zwiebel abziehen, Brokkoli in die Röschen zerteilen, den Strunk schälen. Chinakohl in die einzelnen Blätter zerteilen. Alles Gemüse, bis auf Zwiebel und Champignons, waschen und putzen. Champignons trocken putzen. Nun das gesamte Gemüse getrennt voneinander in mundgerechte Stücke schneiden.

3 Einen Wok oder eine Pfanne erhitzen, das Sesamöl hineingeben. Den Ingwer schälen, in Scheiben schneiden. Die Ingwerscheiben in die Pfanne geben und im heißen Öl schwenken, dann wieder herausnehmen. Nun das Hähnchenfleisch im heißen Öl rundum scharf anbraten, dann gar braten und wieder aus der Pfanne nehmen.

4 Frühlingszwiebel und Zwiebel in die Pfanne geben. Die Gewürze dazugeben und die Zwiebeln unter Schwenken anbraten. Das restliche Gemüse, Sojasauce und Chilipulver dazugeben und schwenken. Hitze ausschalten.

5 Hähnchenfleisch wieder dazugeben und gut unterheben. Das Ganze mit Salz und Pfeffer abschmecken, mit Petersilie und Koriander garniert servieren.

Zubereitungszeit etwa 30 Minuten

Zutaten für 2 Personen

125 g Reis

250 g Hähnchenbrustfilet

1 kleine Zwiebel

1 kleiner Brokkoli

1/4 Chinakohl

1 Frühlingszwiebel

1 Karotte

5 grüne Bohnen

1 Paprika

5 Champignons

1 EL Sesamöl

1 Stück Ingwerwurzel (ca. 1 cm)

chinesische 5-Gewürze-Mischung (Sternanis, Szechuan-Pfeffer, Fenchel, Zimt und Nelken)

1 EL süße Sojasauce

1 Messerspitze Chilipulver

Salz, Pfeffer

etwas Petersilie und Koriandergrün zum Garnieren

Lachs-Gemüse al Josca

Zutaten für 2 Personen
250 g Lachsfilet
1/2 Limette
1 TL grob geschroteter
roter Pfeffer
3 EL Sojasauce
1 Zucchino
200 g Champignons
100 g Kirschtomaten
6 grüne entsteinte
Oliven
2 EL Olivenöl
30 g gehobelter
Parmesan
6 Basilikumblätter

1 Das Lachsfilet in etwa kleinfingergroße Stücke schneiden. Diese in eine weite Porzellanschüssel oder eine Auflaufform legen.

2 Die Limettenhälfte auspressen und den Saft mit dem roten Pfeffer und der Sojasauce verrühren. Den Lachs darin einlegen.

3 Während der Lachs mariniert, Zucchino waschen und putzen, die Champignons ebenfalls putzen und beides in Scheiben schneiden. Kirschtomaten waschen und ebenso wie die Oliven halbieren.

4 Das Olivenöl in einem Wok oder einer Pfanne erhitzen. Darin den Lachs kurz rundum anbraten und wieder herausnehmen. Das Gemüse und die Oliven in den Wok geben und ca. 6 Minuten dünsten, dabei ab und zu wenden. Die Hitze herunterschalten, den Lachs wieder dazugeben und das Ganze noch ca. 4 Minuten ziehen lassen.

5 Das Gericht auf zwei Portionen aufteilen, jede mit Parmesan überstreuen, mit Basilikumblättern dekorieren und servieren.

Zubereitungszeit etwa 35 Minuten

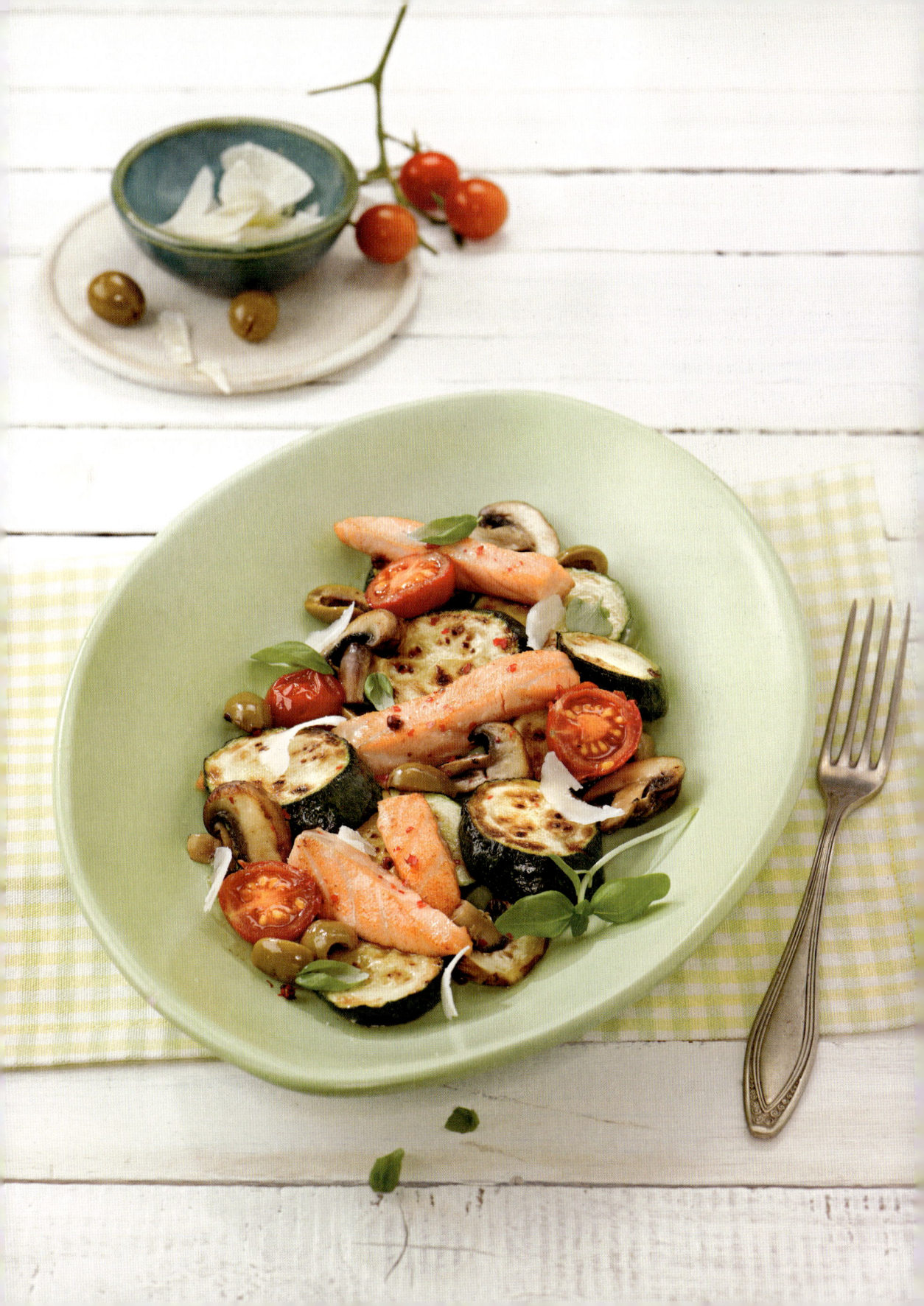

Frühlings-Penne

Zutaten für 2 Personen

3 Frühlingszwiebeln
1/2 Zucchino
1/2 Salatgurke
1/2 rote Paprikaschote
1 Karotte
Salz + etwas Olivenöl für das Nudelwasser
200–250 g Penne
1 EL Olivenöl
2 EL Sojasauce
Pfeffer
50 g Mozzarella

1 Die Frühlingszwiebeln waschen, putzen und quer vierteln. Zucchino, Salatgurke, Paprika und Karotte waschen und putzen. Paprika achteln und quer halbieren. Das restliche Gemüse in Stücke schneiden, die etwa so lang und dick sind wie die Frühlingszwiebelstücke.

2 In einem großen Topf reichlich Wasser mit Salz und ein paar Tröpfchen Olivenöl zum Kochen bringen, dann Penne hineingeben und al dente kochen. Das dauert ca. 10 Minuten – am besten vor dem Abgießen die Nudeln probieren.

3 Während die Nudeln kochen, das Olivenöl in einer Pfanne oder in einem Wok erhitzen. Zuerst die Karottenstreifen einige Minuten darin wenden, dann die Frühlingszwiebeln, dann die Paprika-, dann die Zucchinistreifen. Zuletzt die Gurkenstreifen dazugeben und kurz mitschwitzen.

4 Das Gemüse mit Sojasauce, Salz und Pfeffer abschmecken. Zum Schluss noch 3 EL Wasser hinzugeben, umrühren. Die Pfanne bzw. den Wok vom Herd nehmen. Den Mozzarella in kleine Stückchen schneiden und in die Sauce geben.

5 Inzwischen sind die Penne fertig und können mit der Frühlingssauce serviert werden.

Zubereitungszeit etwa 30 Minuten

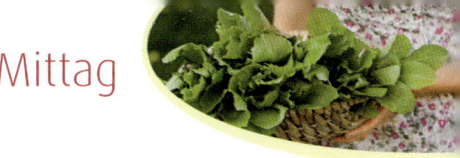

Spaghetti »Lausanne«

1 Den Zucchino waschen, putzen und in Streifen schneiden, Tomaten waschen und halbieren, die Frühlingszwiebeln waschen, putzen und quer vierteln. Den Knoblauch abziehen und klein hacken, Mozzarella in kleine Stückchen schneiden.

2 In einer Pfanne oder einem Wok 1 EL Öl erhitzen. Den Knoblauch hinzugeben und leicht anbraten. Frühlingszwiebeln, Tomaten und Zucchini dazugeben und unter Schwenken bissfest garen.

3 In einem weiten Topf reichlich Wasser mit etwas Salz und ein paar Tröpfchen Olivenöl zum Kochen bringen, dann Spaghetti hineingeben und al dente kochen. Das dauert ca. 12 Minuten – am besten vor dem Abgießen die Spaghetti probieren.

4 In das Gemüse die Crème fraîche einrühren. Dann den Mozzarella untermischen. Das Ganze mit Salz und Pfeffer abschmecken.

5 Den Feldsalat waschen, putzen und abtropfen lassen. Zwei Teller mit dem Feldsalat auslegen, Spaghetti aufteilen, das Gemüse darübergeben, mit Parmesan bestreuen und mit Basilikum dekorieren.

Zubereitungszeit etwa 30 Minuten

Zutaten für 2 Personen
1 Zucchino
6 Kirschtomaten
3 Frühlingszwiebeln
2 Knoblauchzehen
200 g Mozzarella
1 EL Olivenöl + etwas Olivenöl für das Nudelwasser
200–250 g Spaghetti
Salz
2 EL Crème fraîche
1 Handvoll Feldsalat
Pfeffer
2 EL frisch geriebener Parmesan
6 Basilikumblätter

Kartoffelpfanne à la Pietro

Zutaten für 2 Personen

4 Kartoffeln (am besten
aus neuer Ernte mit
sehr dünner Schale)

1 TL Olivenöl

4 Champignons

1 rote Paprikaschote

1 Aubergine

1/2 Zucchino

2 Knoblauchzehen

200 g gemischtes
Hackfleisch

1 EL Rotwein
(nach Belieben)

Salz, Pfeffer

1 Kartoffeln gründlich waschen und ungeschält in große Würfel schneiden. Das Olivenöl in einer Pfanne oder einem Wok erhitzen. Die Kartoffelstücke darin rundum braun anbraten.

2 Inzwischen die Pilze putzen. Paprikaschote, Aubergine und Zucchino waschen und putzen, das Gemüse getrennt voneinander in kleine Würfel schneiden. Knoblauchzehen abziehen und fein würfeln.

3 Kartoffelwürfel aus der Pfanne nehmen, dann das Hackfleisch zusammen mit dem Knoblauch in die heiße Pfanne geben und krümelig anbraten, dabei den Rotwein, falls verwendet, zugeben.

4 Das Gemüse zum Hackfleisch geben: Zuerst die Pilze, dann die Paprika, dann die Aubergine, dann die Zucchini. Jede Gemüsesorte mindestens 3 Minuten anbraten. Dabei das Ganze immer wieder gut umwenden.

5 Die Hackfleisch-Gemüse-Pfanne mit Salz und Pfeffer abschmecken und die Kartoffeln wieder dazugeben. Nur kurz schwenken und dann servieren.

Zubereitungszeit etwa 30 Minuten

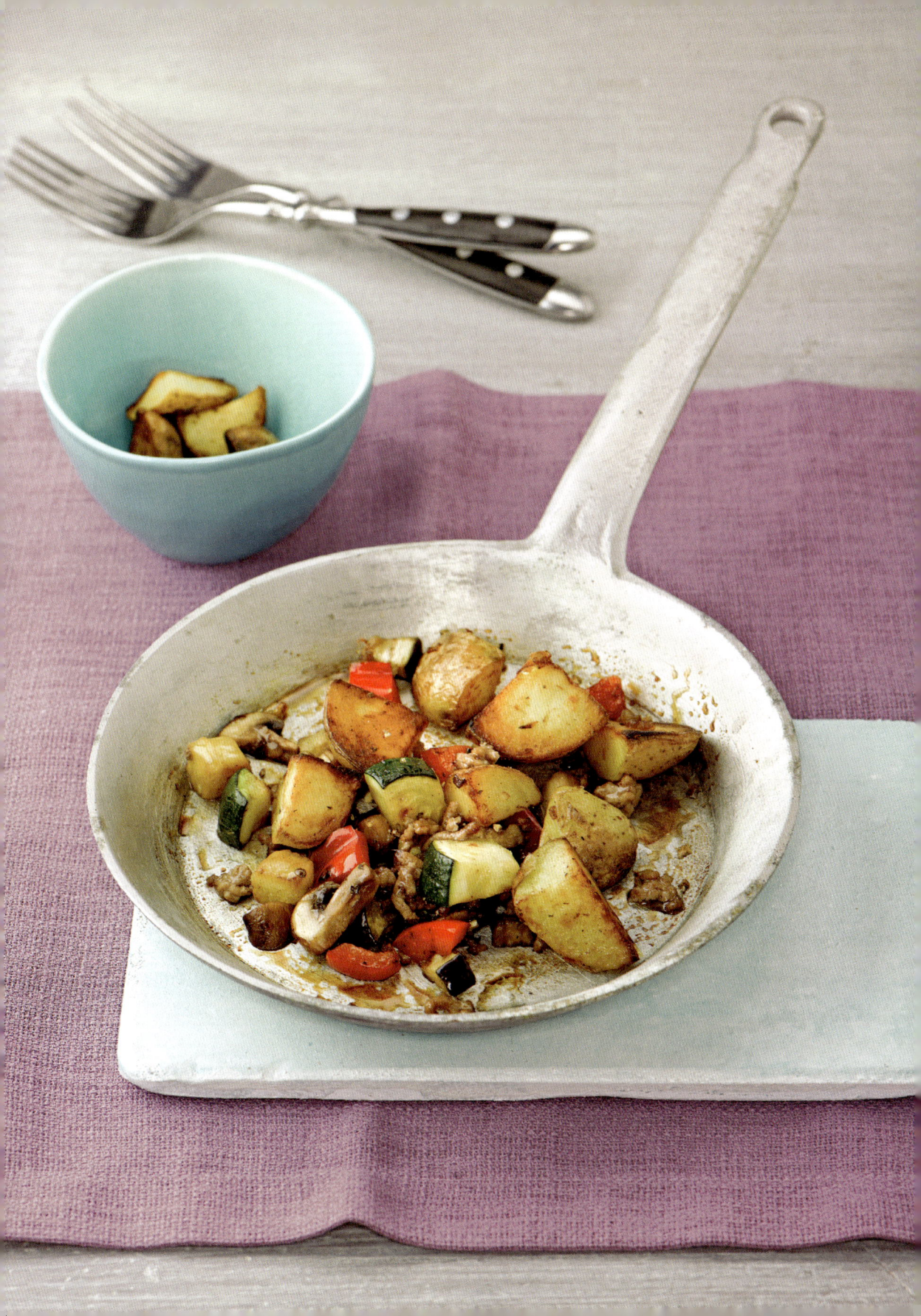

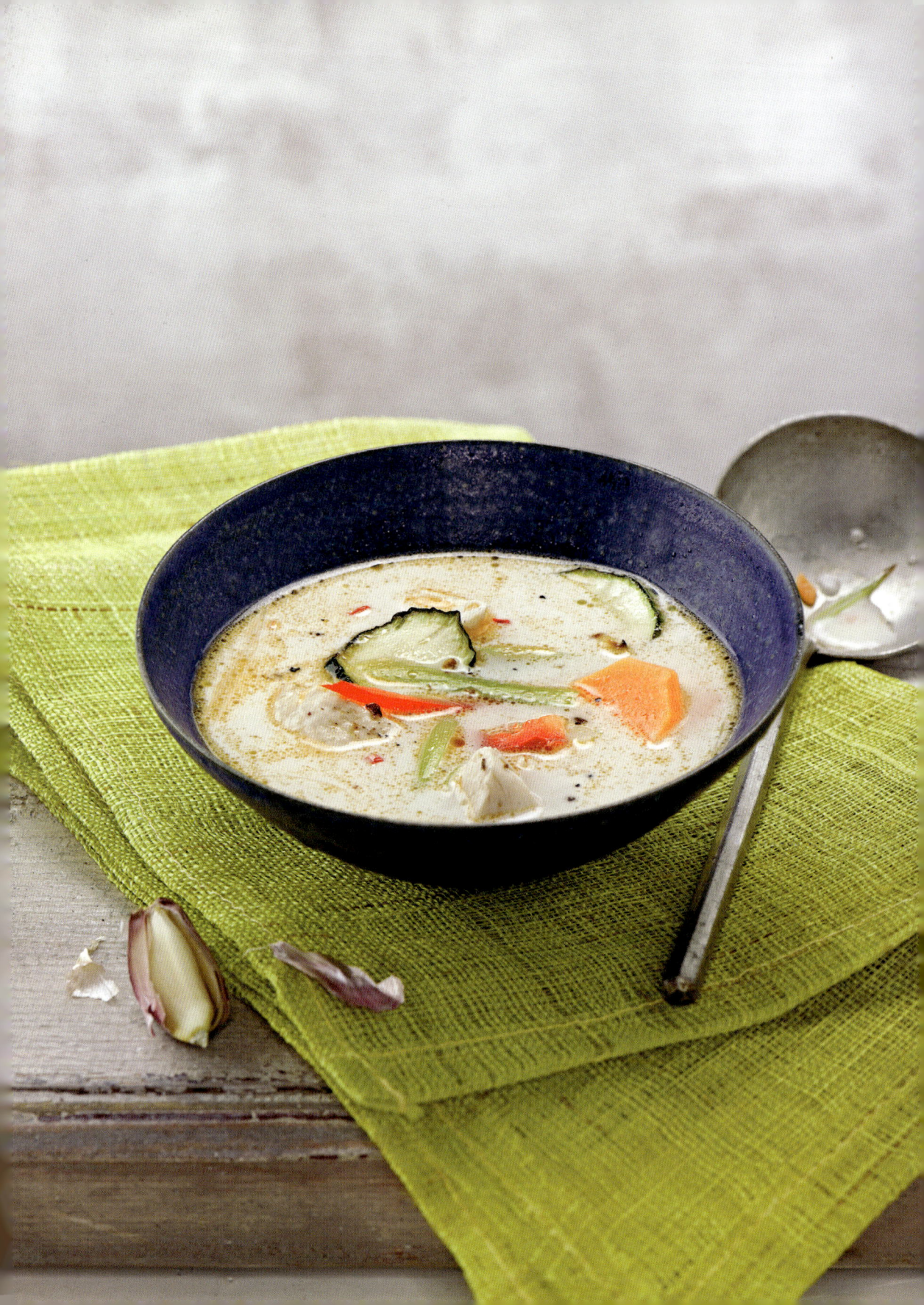

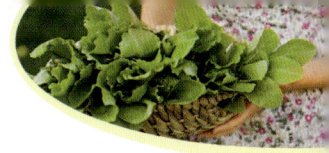

Kokos-Hühnersuppe

1 Karotten und Zucchino waschen und putzen. Den Knoblauch abziehen. Karotten, Zucchino und Knoblauchzehe in feine Scheiben schneiden.

2 Frühlingszwiebeln und Paprikaschote waschen und putzen. Von den Frühlingszwiebeln nur das Weiße und Hellgrüne verwenden, die Stangen quer in ca. 3 cm lange Stücke schneiden und diese längs in feine Streifen. Die Paprikaschote zuerst längs in feine Streifen schneiden, diese dann quer halbieren oder dritteln.

3 In einem Topf etwas Öl erhitzen, dann das Gemüse hineingeben und scharf anbraten. Mit 300 ml Wasser aufgießen, Sojasauce hinzugeben und 10 Minuten köcheln lassen.

4 Inzwischen das Hähnchenfilet in Stücke schneiden, salzen, pfeffern und in die Suppe geben. Ca. 6 Minuten köcheln.

5 Chilischote waschen, die Kerne entfernen, falls die Schärfe nicht zu intensiv sein soll. Chili dann in kleine Stückchen schneiden und mit der Kokosmilch in die Suppe geben. Das Ganze weitere 8 Minuten köcheln lassen. Mit Wein, Salz und Pfeffer abschmecken.

Zubereitungszeit etwa 40 Minuten

Zutaten für 2 Personen
2 Karotten
1 Zucchino
1 Knoblauchzehe
2 Frühlingszwiebeln
1 rote Paprikaschote
1 TL Pflanzenöl
1 TL Sojasauce
200 g Hähnchenfilet
Salz, Pfeffer
1 Chilischote
100 ml Kokosmilch
2 TL Weißwein

Kartoffelsuppe »Maximilian«

Zutaten für 2 Personen
200 g Kartoffeln
1 Zwiebel
2 Champignons
30 g Schinkenspeck
1 EL Olivenöl
300 ml Rinderbrühe
gemahlener Kümmel
getrockneter Majoran
Salz, Pfeffer
3 EL saure Sahne
gehackte Petersilie

1 Die Kartoffeln schälen und in Würfel schneiden. Zwiebel abziehen und Champignons putzen und beides in kleine Würfel schneiden. Den Speck ebenfalls fein würfeln.

2 Das Olivenöl in einem Topf erhitzen, dann die Zwiebel- und Speckwürfel sowie die Pilze hineingeben und alles kurz andünsten.

3 Mit der Rinderbrühe aufgießen und die Kartoffelwürfel hinzufügen. Das Ganze zum Kochen bringen und ca. 20 Minuten leise kochen lassen.

4 Die Kochstelle ausschalten und die Kartoffelsuppe mit Kümmel und Majoran würzen. Mit Salz und Pfeffer abschmecken.

5 Zuletzt den Sauerrahm unterrühren (die Suppe darf aber auf keinen Fall mehr kochen!). Mit gehackter Petersilie garnieren.

Zubereitungszeit etwa 35 Minuten

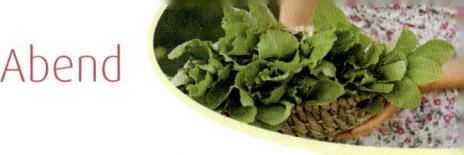

Zoras Zucchinisuppe

1 Zucchini und Karotte waschen und putzen. Zucchini in Würfel schneiden. Die Karotte raspeln. Frühlingszwiebeln waschen, putzen und weiße und hellgrüne Teile klein schneiden. Knoblauch abziehen und fein hacken.

2 Die Frühlingszwiebeln im Olivenöl in einem großen Topf anschwitzen. Dann Karottenraspel und Zucchiniwürfel hinzugeben.

3 Nun mit der Gemüsebrühe aufgießen und das Ganze zum Kochen bringen. 20 Minuten leise kochen lassen.

4 Die Hitze herunterstellen. Knoblauch, Kürbiskernöl und etwa eine Messerspitze Muskatnuss hinzugeben.

5 Die Suppe mit Salz und Pfeffer abschmecken. Auf zwei Portionen verteilen und mit je einem Basilikumblatt garniert servieren.

Zubereitungszeit etwa 40 Minuten

Tipp *Wenn Sie die Suppe feincremig mögen, pürieren Sie sie vor dem Abschmecken mit Salz und Pfeffer mit dem Pürierstab.*

Zutaten für 2 Personen
2 Zucchini
1 Karotte
2 Frühlingszwiebeln
1 Knoblauchzehe
1 TL Olivenöl
300 ml Gemüsebrühe
1 TL Kürbiskernöl
geriebene Muskatnuss
Salz, Pfeffer
2 Basilikumblätter

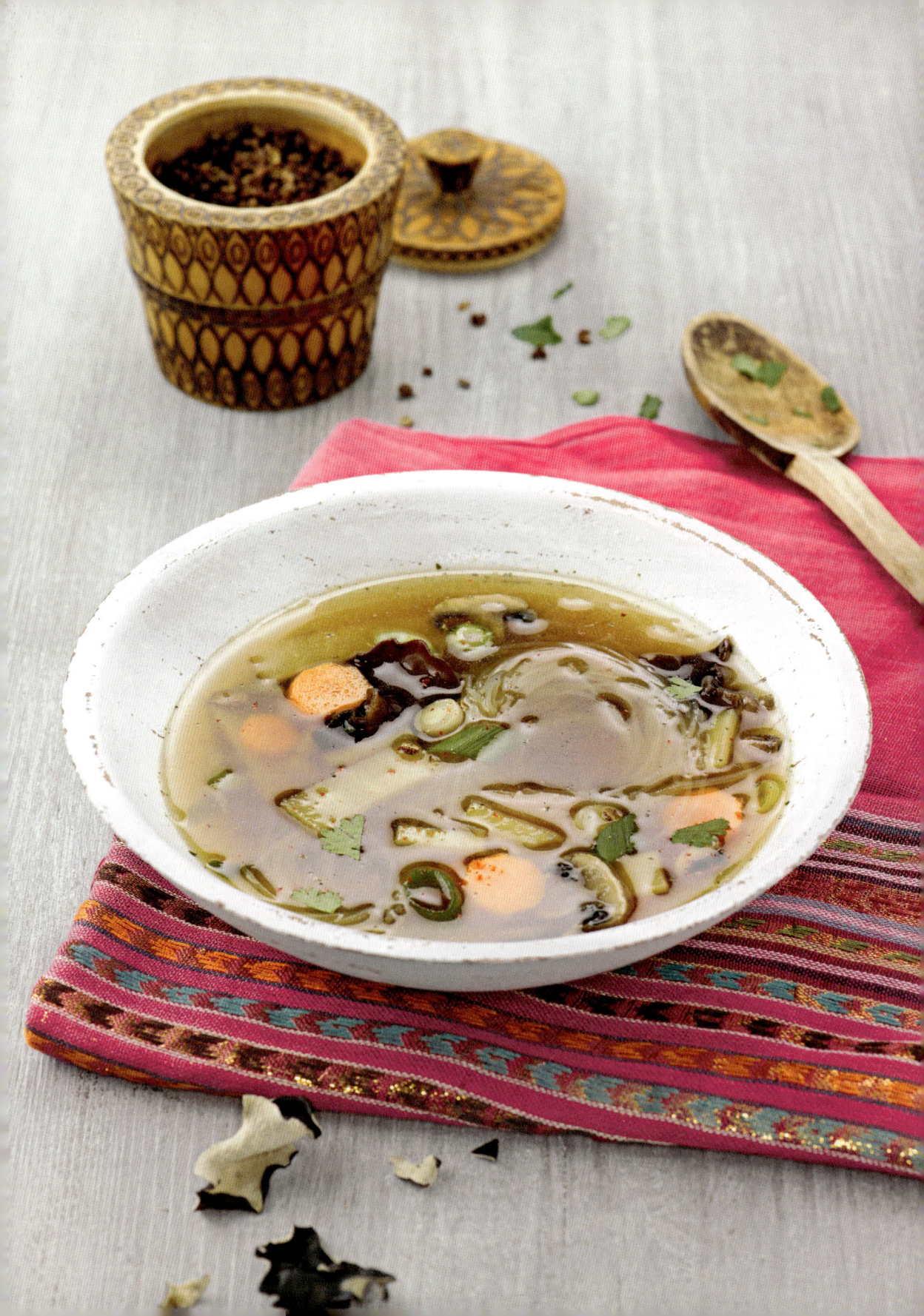

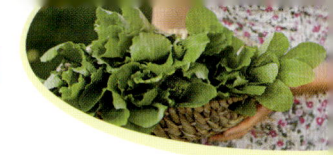

Gemüsesuppe »Shenzhen«

1 Bambusssprossen abtropfen lassen. Frühlungszwiebeln, Karotte und Champignons putzen und in feine Streifen schneiden. Kartoffel schälen und in möglichst dünne Stifte schneiden. Mu-Err-Pilze einweichen.

2 Die Gemüsebrühe erhitzen, dann die Kartoffelstiftchen hineingeben und zum Kochen bringen.

3 Gemüsestreifen, eingeweichte Pilze, Glasnudeln und Sojasauce hinzufügen und die Suppe bei schwacher Hitze zugedeckt 15 Minuten leise kochen lassen.

4 Die Suppe mit den Gewürzen abschmecken. Die Korianderblättchen klein schneiden und zum Servieren darüberstreuen.

Zubereitungszeit etwa 25 Minuten

Tipp *Mu-Err-Pilze oder chinesische Morcheln gibt es meist getrocknet. Am besten ist es, wenn Sie die Pilze mehrere Stunden vor der Zubereitung einweichen. Noch besser ist es, wenn Sie in einem Asienladen frische Mu-Err-Pilze bekommen.*

Zutaten für 2 Personen

150 g Bambussprossen (aus Glas oder Dose)

4 Frühlingszwiebeln

1 Karotte

4 Champignons

1 Kartoffel

20 g getrocknete Mu-Err-Pilze (s. Tipp)

400 ml Gemüsebrühe

50 g Glasnudeln

1 EL Sojasauce

Salz, Pfeffer

Szechuan-Pfeffer

Chilipulver

einige Korianderblättchen zum Garnieren

Indiras Apfel-Reissuppe

Zutaten für 2 Personen

1 Apfel
1 Zwiebel
1 Knoblauchzehe
200 g Hähnchenbrust
1 EL Butter
100 g Reis
1 TL Mehl
1 TL Currypulver
100 ml Weißwein
300 ml Gemüsebrühe
1 TL Pflanzenöl
Salz und Pfeffer
50 ml Crème fraîche

1 Apfel schälen, vierteln und das Kernhaus entfernen. Die Apfelviertel klein würfeln. Zwiebel abziehen und ebenfalls in kleine Würfel schneiden. Knoblauch abziehen und fein hacken. Hähnchenbrust in Streifen schneiden.

2 Zwiebel und Knoblauch mit der Butter in einen großen Topf geben und darin anschwitzen. Die Apfelwürfel zugeben und 2 Minuten mitdünsten.

3 Jetzt den Reis dazugeben. Mehl und Currypulver darüber streuen. Mit Weißwein ablöschen. Gemüsebrühe hinzugeben, das Ganze aufkochen und ca. 20 Minuten, je nach Packungsanweisung für den Reis, kochen lassen.

4 Öl in der Pfanne erhitzen und die Hähnchenbruststreifen darin scharf anbraten. Mit Salz und Pfeffer würzen. Dann das Fleisch in die Suppe geben und diese nochmals aufkochen.

5 Die Suppe vom Herd nehmen und, sobald sie nicht mehr kochend heiß ist, Crème fraîche einrühren.

Zubereitungszeit etwa 40 Minuten

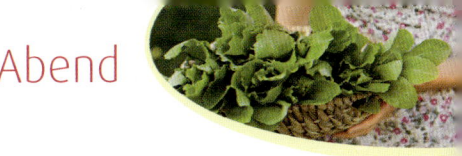

Linsensuppe »Laila«

1 Karotte waschen und putzen, Zwiebeln abziehen und beides in kleine Würfel schneiden. Diese in einem Topf in dem Butterschmalz anbraten.

2 Linsen dazugeben und 2 Minuten mitbraten. Dann die Gemüsebrühe aufgießen und das Ganze 20 Minuten köcheln lassen. Inzwischen die Zitronenhälfte auspressen.

3 Den Topf vom Herd nehmen, das Kürbiskernöl hinzufügen und einrühren. Dann den Joghurt einrühren.

4 Die Suppe vor dem Servieren mit Salz, Pfeffer und Zitronensaft abschmecken.

Zubereitungszeit etwa 40 Minuten

Tipp *Hülsenfrüchte sind vor allem bei veganer oder vegetarischer Lebensweise fast unverzichtbar. Sie können Blähungen verursachen, da sie viele unverdauliche Kohlenhydrate, also Ballaststoffe, enthalten. Rote Linsen sind sehr zarte und daher gut verträgliche Hülsenfrüchte.*

Zutaten für 2 Personen
1 Karotte
2 kleine Zwiebeln
1 EL Butterschmalz
100 g rote Linsen
500 ml Gemüsebrühe
1/2 Zitrone
1 TL Kürbiskernöl
100 g Joghurt
Salz, Pfeffer

Kürbissuppe »da Vinci«

Zutaten für 2 Personen
1 kleiner Kürbis bzw. ein
Stück Kürbis
(geputzt ca. 300 g)
1 Apfel
1 Karotte
1 Zwiebel
1 EL Pflanzenöl
500 ml Gemüsebrühe
Salz, Pfeffer
1 EL Sojasauce
1 EL Honig
1 EL Kürbiskernöl
30 g frisch geriebener
Parmesan

1 Kürbis schälen (falls es kein Hokkaidokürbis ist), entkernen und das Kürbisfleisch in Würfel schneiden. Apfel und Karotte ebenfalls schälen und – getrennt voneinander – in Würfel schneiden. Die Zwiebel abziehen und fein würfeln.

2 Das Pflanzenöl in einem Topf erhitzen. Zunächst Zwiebel-, dann Karottenwürfel und schließlich die Kürbisstücke dazugeben und alles bei mittlerer Hitze ca. 5 Minuten andünsten.

3 Die Brühe aufgießen und das Kürbisgemüse 30 Minuten leise kochen lassen.

4 In einer Pfanne die Apfelwürfel anbraten und mit Salz und Pfeffer würzen.

5 Die Suppe vom Herd nehmen, Sojasauce und Honig einrühren, die Suppe mit Salz und Pfeffer abschmecken. Die Kürbissuppe pürieren. Zuletzt die gebratenen Apfelstückchen einstreuen.

6 Die Suppe in Portionen aufteilen, das Kürbiskernöl tröpfchenweise auf die Suppe geben und diese mit Parmesan bestreut servieren.

Zubereitungszeit etwa 45 Minuten

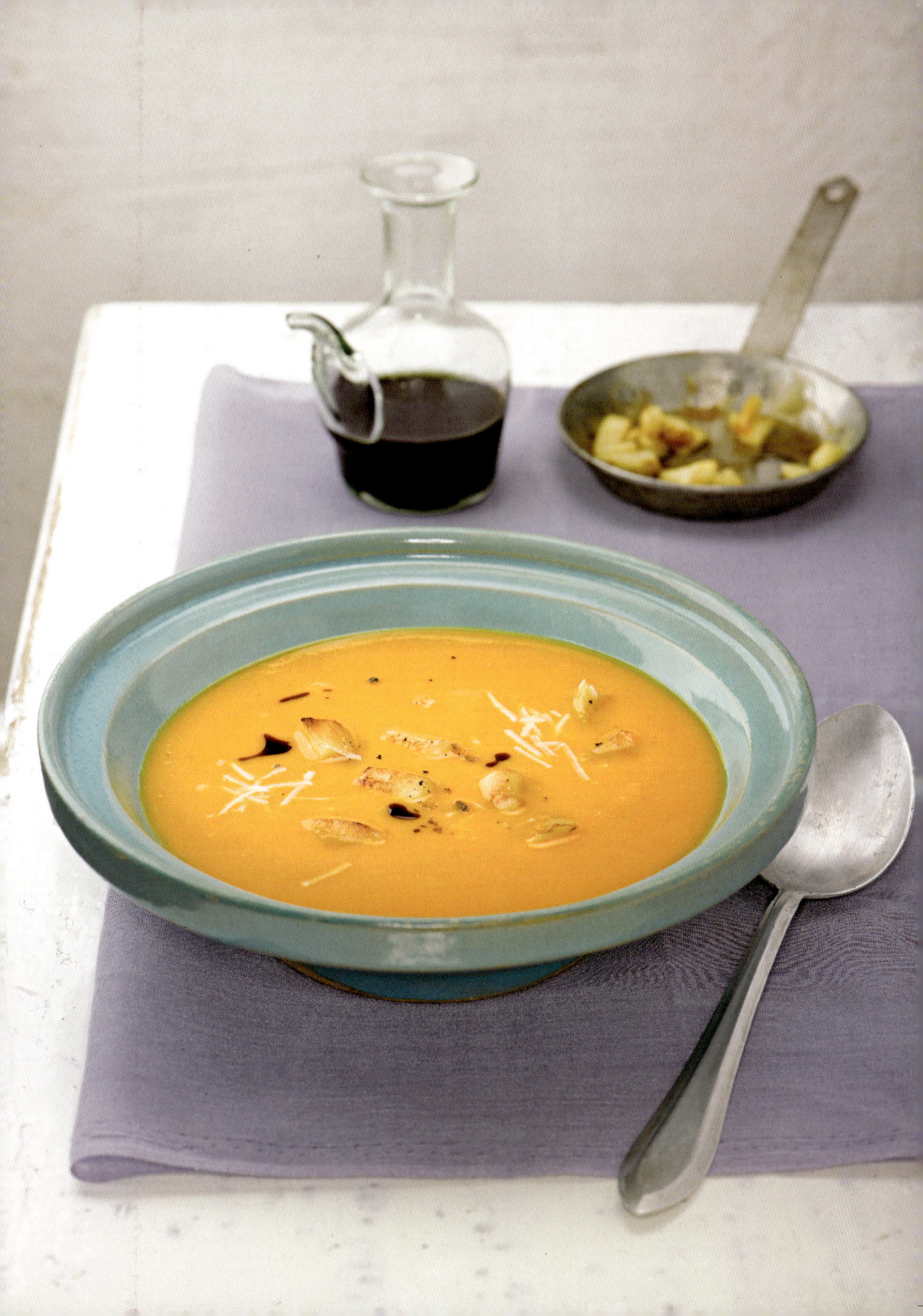

Sachregister

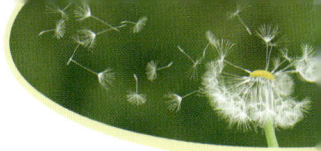

Rezeptregister

Impressum

1. Auflage
© 2014 by Südwest Verlag, einem Unternehmen der Verlagsgruppe Random House GmbH, 81637 München.

Bildnachweis

Foodfotografie Andreas Ketterer
Foodstyling Evelyn Layher
www.ketterer-layher.de

mit Ausnahme von: Corbis, Düsseldorf: 2 (Silke Woweries), 65 (Craig Tuttle), 101 (Beateworks/Dency Kane), 104 (Hero Images), 120 (Onoky/Fabrice Lerouge); Fotolia: 9 (Undine Aust), 10 (drubig-photo), 13 (Stanislav Komogorov), 70 (patrick), 93 (Robert Kneschke); Getty Images, München: U1 (Olga Axyutina), 16 (Tetra Images), 72 (Stockbyte/Comstock), 122 (Radius Images/Raimund Linke), 124/125 (Plattform); iStockphoto: 8 (Zoia Kostina), 19 (Mauro Grigollo), 44 (bholland), 98 (Jeanette Zehentmayer), 109 (Achim Prill), 111 (cinoby), 114 (Alliance); PhotoAlto: 6/7, 22, 26, 40 (Zen Shui/RF); Plainpicture, Hamburg: 57 (Fancy/RF); Shutterstock: 49 (Yellowj), 60 (javi_indy), 81 (Vaclav Volrab), 88 (wavebreakmedia ltd), 126 (Liv friis-larsen), 127 (Dusan Zidar); Südwest Verlag, München: 94 (Astrid M. Obert)

Hinweis

Redaktionsleitung Susanne Kirstein

Layout, DTP, Gesamtproducing Grafikdesign Hansen – Jan-Dirk Hansen

Redaktion Claudia Lenz

Bildredaktion Annette Mayer

Korrektorat Susanne Langer

Reproduktion Artilitho snc, Lavis (Trento)

Druck und Verarbeitung Alcione, Lavis (Trento)

Printed in Italy

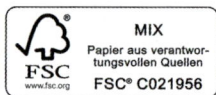

Verlagsgruppe Random House FSC® N001967

Das für dieses Buch verwendete FSC®-zertifizierte Papier *Profimatt* wurde produziert von Sappi Ehingen.

ISBN 978-3-517-08979-9